DISSERTATION

SUR

LES BAINS

D'EAU SIMPLE.

A MES CRITIQUES.

SI l'ingénieuse critique
Decouvre ici quelque défaut
Je la recevrai sans replique
Et prendrai leçon comme il faut ;
Mais si l'orgueilleuse ignorance,
Qui blâme tout, sans différence,
M'en veut encore & me pourfuit,
Je la renvoie à ce qui suit.

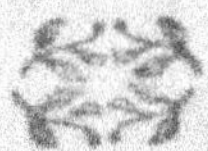

,, SUr le peu que je vaux, bien loin de m'entêter,
,, J'écoute tout & laisse dire
,, J'ai cru que des traits de Satyre
,, Ne devoient pas me rebuter ;
,, Soit qu'un Critique me dechire,
,, Ou qu'un Adulateur m'admire ;
,, Des deux extrémités je cherche à profiter,
,, Le style mordicant m'apprend à mieux écrire ;
,, Et sans m'enorgueillir, la louange m'inspire
,, Le desir de la mériter.

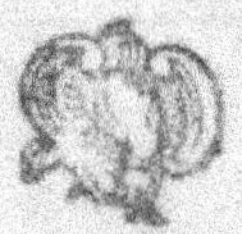

DISSERTATION

SUR

LES BAINS

D'EAU SIMPLE,

Tant par Immersion, qu'en Douches & en Vapeurs.

Par Jean-Philippe DE LIMBOURG, Docteur en Médecine & Correspondant de la Societé Royale des Sciences de Montpellier.

SECONDE EDITION

Revuë, corrigée & augmentée.

Avec une Addition sur les Bains de CHAUFONTAINE.

A LIEGE,

Chez F. J. DESOER, Imprimeur-Libraire, à la Croix d'or, sur le Pont-d'Isle.

M. DCC. LXVI.

que pour *LUI* préſenter mes foibles
ſentimens, ſur un ſujet qu'une ſanté
toujours chancelante *LUI* a rendu familier & intereſſant, que je prens la
liberté de *LUI* dédier cette Diſſerta-
tion. Elle contient les Principes fon-
damentaux de la maniere d'agir des
Bains; particulierement, de ceux d'eau
commune, d'où l'on peut aiſement déduire preſque tous ceux des Bains com-
poſés, & même d'Eaux Thermales,
deſquelles *VOTRE ALTESSE
SERENISSIME* a reſſenti plus
d'une fois les effets ſalutaires, particulierement de celles d'Aix-la-Chapelle.
L'honneur, que j'ai eu, avec votre Con-
ſeiller & Médecin Algardy, de di-
riger *VOTRE ALTESSE
SERENISSIME* dans l'uſage des
Eaux Minérales de Spa, leur ſuccès,
qu'un chacun avoit la joie de remarquer, chaque jour, dans un *PRINCE*
non moins diſtingué par les rares qualités du cœur, que par ſa haute naiſ-

sance, & par le Rang, qu'il occupe si dignement dans le Monde & dans l'Eglise, le rapport entre ces Eaux & les Bains pour le rétablissement de sa santé, me font espérer que VOTRE ALTESSE SERENISSIME daignera recevoir favorablement, avec les vœux les plus sinceres, au sujet de la nouvelle année, cet hommage de zéle & de reconnoissance de celui qui a l'honneur d'être avec tout le respect & toute la vénération possible,

MONSEIGNEUR,

DE VOTRE ALTESSE SERENISSIME

A Theux, près de Spa,
le 1er de l'an 1757.

Le très-humble & très-
obéissant serviteur
LIMBOURG.

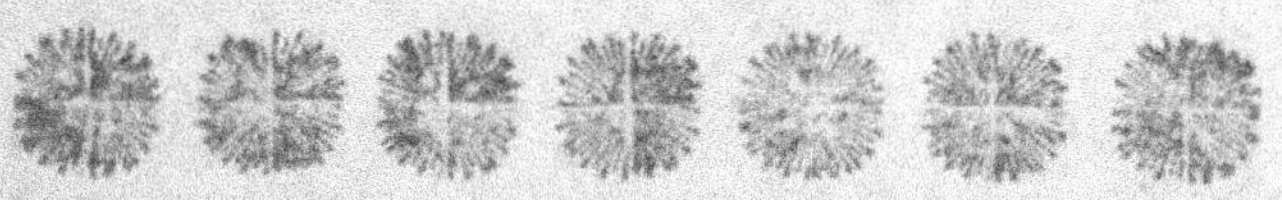

DISSERTATION

SUR

LES BAINS

D'EAU SIMPLE.

DISCOURS PRELIMINAIRE.

§. I. LE bain eſt d'un uſage ſi ancien, qu'on ne ſçauroit en fixer l'origine. Il n'eſt preſque pas de Nation, chez laquelle il n'ait été employé, en différens tems, ſoit pour la propreté & le plaiſir, ſoit pour la ſanté : il étoit uſité dans l'antiquité la plus reculée ; les Egyptiens, les Grecs, les anciens Gaulois & d'autres Peuples en faiſoient un cas particulier ; *Homére* parle de l'uſage des bains, comme d'une pratique commune ; *Hippocrate*, *Celſe*, *Galien*, les employoient dans beaucoup d'incommodités. Les Romains, dans le tems de leur ſplendeur, y attachoient une partie du luxe ; leurs bains étoient conſtruits avec magnificence ; il y en avoit dans toutes les bonnes maiſons & ils étoient fort fréquentés. Chez les Aſiatiques rien de plus familier que les bains. Dans les Pays du Nord & particulierement dans les Isles Britanniques le bain froid est fort commun ; il est usité le long du Nil, & dans quelques Contrées de l'Amérique, dans la Virginie, au Pérou, &c. Tout le monde est persuadé de l'utilité du bain pour se délasser & se rasraîchir ; presque par toute l'Europe, il passe pour un remede familier & sûr dans diverses maladies. Les bains, si l'on y fait attention, sont même les remédes les plus universels ; les lotions, une fomentation, un cataplasme, un simple lavement, sont autant de bains particuliers, pour les parties, auxquelles on les applique.

Préjugés pour & contre les bains.

§. 2. Malgré cette universalité des bains & tandis que la plûpart les exaltent & les employent souvent avec succès ; d'autres, au contraire, les regardent comme des remédes purement empyriques, presque toujours inefficaces par eux-mêmes & souvent meurtriers, en même tems, que palliatifs (*a*). Il y en a qui les croyent tout-à-

---

(*a*) „ Dans beaucoup de maladies chroniques, rien
„ n'est si usité que les bains : c'est un remède, qui,
„ ordonné à tems, pourroit prévenir quelques incom-
„ modités ; mais, parmi les maladies, qu'il soulage,
„ il en est très-peu qu'il puisse guérir ; il n'est guères
„ utile qu'à préparer les voies à d'autres remédes plus
„ actifs ; souvent même il est contraire aux maux, qu'il
„ adoucit. Quand il a fait tout son effet, quand son

fait indifférens; d'autres ne se propo-
sent, dans leur usage, qu'un reméde
innocent, qui peut faire du bien, sans
jamais faire de mal; & souvent l'on
y a recours dans des maladies, pour
la cure desquelles on ignore également
ce qu'il conviendroit de faire & ce que
les bains peuvent operer. Tous senti-
mens adoptés par prévention plus que
par des raisons solides

§. 3. L'usage des bains, tant de ceux
d'eau simple que de ceux d'Aix-la-
Chapelle & de Chaufontaine, qui
sont à portée de Spa, devant être com-
biné, dans une infinité de cas, avec
celui des eaux minérales, l'habitude,
dans laquelle je suis depuis long-tems
d'exercer la Médecine à Spa, m'a
donné lieu de faire beaucoup d'attention à leur usage; il m'a fallu déterminer non seulement les cas, dans lesquels ils étoient compatibles avec ces
eaux; mais encore l'espece de bain
& l'usage divers de ces deux genres

,, action est passée, le malade ne tarde guères à se
,, trouver autant ou plus mal qu'auparavant. Mais on
,, n'a garde de s'en prendre à un reméde, dont on
,, s'est bien trouvé, tandis qu'on en faisoit usage:
,, on ne soupçonne pas que ce n'étoit qu'un pallia-
,, tif, qui ne mérite aucune confiance. Ce qui l'ac-
,, crédite, c'est qu'il occupe & amuse, en quelque
,, sorte, le malade, & qu'il épargne au Medecin la
,, fatigue & l'importunité, qu'on souffre avec des ma-
,, lades aussi avides de remédes qu'impatiens de guérir
,, &c. *Collections Académiques*, dans l'Extrait qui en est
,, fait dans les Mémoires de Trevoux. Mars 1756.

de remédes. D'un autre côté, l'Académie de Dijon, ayant propofé, pour le fujet du prix de Médecine, de l'an 1755, de déterminer la maniere *d'agir & les effets du bain aqueux fimple par rapport aux différens tempéramens & aux génres de maladies, dans lefquelles il peut être utile*, me fournit l'occafion de lui envoyer cette Differtation, qui obtint un *Acceffit*. C'eft la même, que je fis imprimer alors, avec quelques additions ; l'édition en étant épuifée, je la redonne aujourd'hui après l'avoir revuë avec beaucoup d'exactitude.

Abus & fondement de la réputation des bains.

§. 4. Si la grande confiance, qu'on a dans les bains, auffi bien que dans les eaux minérales de Spa, en fait fouvent dégénérer la pratique en une forte de mode & d'ufage arbitraire, il n'eft pas étonnant qu'il en réfulte bien des inconvéniens & des méprifes ; mais il n'eft pas moins certain que la grande vogue de ces deux genres de remédes fi univerfels, n'étant fondée & ne fe foûtenant que par des exemples frapans, qui prouvent leur efficacité & leurs vertus ; l'abus, que le vulgaire en fait, en fe conduifant fans principes, ne dégrade en rien les idées avantageufes, qu'on s'en eft formées avec tant de raifon.

Effets de l'eau, matiere du bain.

§. 5 L'eau, matiere propre du bain en queftion, & qu'on trouve prefque par tout sans peine, est un des quatre élémens vulgaires, ou plutôt, c'est un corps liquide, humide, pesant environ huit cens fois plus que l'air, sujet à plusieurs changemens, de température, de raréfaction, &c ; ce liquide, tout simple, qu'il paroît, ne sert pas seulement aux usages les plus communs, mais peut aussi être employé extérieurement sur le corps humain, avec des effets très-différens, quelquefois même opposés les uns aux autres selon les circonstances ; ces effets, de l'eau appliquée extérieurement, ou en bain, sont en général, de déterger ; d'humecter & de dessécher ; de relâcher & de condenser ; de fortifier & d'énerver ou d'amollir ; d'attirer & de repousser ; d'échauffer & de rafraîchir, de délecter, de calmer, d'assoupir ; &c, tous effets, qui, faute d'être réduits à leurs principes, tantôt vérifiés, tantôt démentis, n'ont produit jusqu'à présent qu'une pratique vague & incertaine.

§. 6. Les effets de cette sorte de bain peuvent être divisés en deux parties principales. On peut considérer, dans la premiere, la maniere d'agir & les effets généraux & primitifs du bain aqueux simple, dans un ordre relatif aux propriétés absoluës de l'eau. On peut envisager, dans la seconde, ses

Division de l'Ouvrage.

effets particuliers ou relatifs à l'état des perſonnes, qui ſe baignent.

Dans la I. Partie j'examinerai

1. Les effets de la gravité, ou peſanteur de l'eau.

2. Ceux de ſa pénétration.

3. Ceux de ſa température & de diverſes autres propriétés.

La II. Partie traitera

1. Des effets du bain par rapport à diverſes circonſtances de la part du ſujet, ou de la perſonne, qui ſe baigne.

2. Des avantages & des inconvéniens du bain par rapport aux différens tempéramens.

Et je finirai par examiner 3. dans quels genres de maladies il peut être utile.

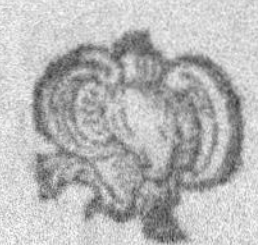

DISSERTATION

SUR

LES BAINS

D'EAU SIMPLE,

PREMIERE PARTIE.

De la maniere d'agir & des effets généraux & primitifs du Bain aqueux simple, dans un ordre relatif aux propriétés absoluës de l'eau.

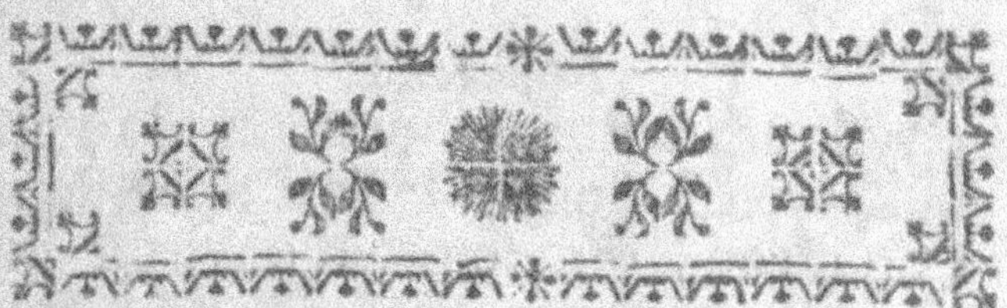

DISSERTATION

SUR

LES BAINS

D'EAU SIMPLE,

PREMIERE PARTIE.

Des effets généraux & primitifs du
Bain aqueux simple.

ARTICLE I.

*Des effets de la gravité, ou de la pesan-
teur de l'eau.*

§. 7. L'EAU du Bain, par sa gravité, fait sur le corps, auquel elle est appliquée, une pression, qui est un surcroit à celle, qu'il soûtient dans l'Atmosphére. Or, il est prouvé par des observations & des expériences

Pression de l'eau sur le corps humain

B 2

physiques , que la preſſion de l'atmoſpére eſt égale à celle d'une quantité d'eau , qui ſeroit d'environ 32
pieds de hauteur. Ainſi dans le bain ,
où quelque partie du corps eſt plongée juſqu'à 4 , ou 8 , ou 10 pieds de
profondeur , la preſſion , qui agit ſur
cette partie , augmente d'environ un
huitiéme , un quart , un tiers , de celle
de l'atmoſphére Les Plongeurs , qui
deſcendent dans la mer , à 5 , à 10 , à
20 toiſes de profondeur , ſoûtiennent
une preſſion à peu près double , triple , ou 4 à 5 fois plus conſidérable
que dans l'atmoſphére.

Car , ſuivant les loix de l'Hydroſtatique , la preſſion d'un liquide ſur un
corps , qui y eſt enfoncé , eſt en raiſon compoſée de la gravité ſpécifique
& de la hauteur de la colomne de ce
liquide , qui auroit pour baſe la ſurface du corps preſſé.

Or , la ſurface d'un homme de
moyenne taille , étant d'environ 15
pieds quarrés , le poids , qu'il ſoûtient
dans l'atmoſphére , eſt de 15 fois 32 ,
ou de 480 pieds cubiques d'eau ; &
comme un pied cubique d'eau peſe ,
ſuivant les moindres évaluations , 64
livres , le poids de l'air , ſur tout le
corps , eſt d'environ 480 fois 64 livres , c'eſt à dire , d'environ 30720
livres. Et les Plongeurs , qui s'enfon

cent à 64 pieds de profondeur, foû-
tiennent un poids de 61440 livres,
ajoûté à celui de l'atmofphére , &
ainfi ils font preffés du poids d'environ 92160 livres.

On déduit de là diverfes applications
très-fimples. Par exemple , dans les
bains de la mer , dont les eaux font
plus chargées & plus pefantes , la preffion eft plus grande que dans les eaux
douces. Et la preffion , étant d'autant
plus forte que la colomne d'eau eft
plus haute , les parties les plus enfoncées font les plus preffées , & par
conféquent , lorfqu'on eft debout dans
le bain , les pieds font les parties les
plus preffées , &c.

§. 8. Le premier effet de cette preffion (§. 7.) eft le refferrement & la
contraction des fibres & par conféquent des vaiffeaux fuperficiels des
parties immergées ; dont la capacité
rétrecie ne peut plus contenir la même
quantité d'humeurs ; les humeurs font
donc forcées à fe porter, des parties
immergées , dans celles , où il y a moins
de réfiftance , par conféquent dans les
parties intérieures , & dans les parties
externes , qui ne font point dans l'eau ;
fur-tout , dans celles , dont les vaiffeaux font les plus tendres & les plus
faciles à dilater , ainfi dans la tête , les
vifceres & les vaiffeaux internes du

corps, & principalement dans le bas-
ventre & la poitrine.

§. 9. Par cette révolution des humeurs la circulation doit s'accélérer
dans les parties internes du corps,
parceque l'espace de la circulation
étant diminué, par le resserrement des
vaisseaux des parties immergées, le
cœur & les artéres, dont la force reste
la même, doivent se contracter davantage & réagir sur les liquides à proportion de l'effort, qui arrive par leur
plus grande affluence dans ces parties. Par là, le mouvement intestin &
le broyement des humeurs doivent
augmenter, sur-tout dans les parties,
où l'affluence est plus considérable, &
d'autant plus que la force de la pression se dirige alternativement sur diverses parties, par le mouvement
qu'on fait dans l'eau. D'où la résolu-
tion & la circulation des humeurs
stagnantes & en général les sécrétions,
les excrétions, deviennent plus promptes, plus abondantes, &c.

§. 10. La dérivation ou l'affluence
du sang (§. 8.) dans les vaisseaux pul-
monaires, & le resserrement du tho-
rax & du bas-ventre, pressés par une
colomne d'eau, ajoûtée à celle de
l'atmosphére (§. 7.) & qui n'est point
compensée par la réaction d'une colomne équivalente de surcroit, du

côté, où l'atmosphére agit fur la furface interne du poumon, rendent l'infpiration courte & difficile ; il s'ex-
prime du poumon une moindre quantité de fang; il s'y en accumule quelque peu à chaque infpiration ; ce qui,
à la longue, caufe une difficulté de
refpirer, à laquelle on ne remédie
qu'en s'élevant du bain, jufqu'au def-
fous du bas-ventre, ou au moins de
la poitrine.

§. 11. Par la même preffion (§. 7.) *Fortifie les fibres.*
les fibres comprimées fe contractent,
deviennent plus courtes, plus denfes,
& plus fermes; ainfi elles acquierent
plus de ton & de force; car la capacité des vaiffeaux fuperficiels des parties immergées ne diminue (§. 8.)
qu'autant que leurs fibres circulaires
fe raccourciffent, & que les fibres lon-
gitudinales deviennent plus ferrées.
Celles d'entre les fibres mufculaires
& nerveufes, qui fe reffentent de la
même preffion, étant fujettes aux mêmes loix, doivent auffi en devenir
plus denfes, par conféquent plus fortes, plus élaftiques, plus vibratiles.

§. 12. Cet effet eft affez important. *Importance de cet effet de la preffion.*
Lorfque la pefanteur de l'air atmof-
phérique augmente feulement d'un
vingtiéme, on en devient bientôt
plus agile, on fe fent plus leger, plus

vigoureux (*a*); si cet effet de la pression ne paroît pas toujours dans le bain même, mais seulement lorsqu'on en est sorti, c'est que la densité de l'eau fait une résistance considérable aux mouvemens du corps (§. 13.), outre les inconvéniens, qui suivent de l'inégale distribution des liquides (§. 8. 9.) & de l'embarras de la respiration (§. 10.). Mais au sortir du bain l'on se sent plus leste & plus vigoureux, ce qui paroît dépendre en partie de cet effet.

§. 13. Autant la gravité spécifique, ou la densité de l'eau, surpasse celle de l'air (§. 7.), autant l'eau du bain, par son mouvement & par sa réaction contre les mouvemens du corps, fait une résistance plus sensible. On meut bien plus difficilement les pieds, les mains & tout le corps, dans l'eau, que dans l'air, & l'on a plus de peine à résister au courant de l'eau, qu'au vent & aux autres agitations de l'atmosphère.

(*a*) Ce qu'on attribue avec raison aussi bien à la pesanteur de l'atmosphere qu'à la froidure & à la sécheresse des vents du Nord, qualités, qui concourent au même effet; comme au contraire l'on observe que les fluxions, les maux de dents, regnent pendant les tems humides & les vents méridionaux, tems, auxquels l'air est souvent plus leger, chaud & humide, trois qualités, qui, se trouvant réünies, relâchent puissamment les fibres & s'opposent à la liberté de la perspiration, l'air étant alors moins propre à recevoir la matiere perspirable qu'à pénétrer le corps par ses parties aqueuses, comme il est prouvé par les Aréometres.

Cette réſiſtance & celle, qui nait du mouvement ondulatoire de l'eau, fait une ſorte de choc, ou de frottement, ſur les extrémités des nerfs, ſur les houppes nerveuſes, qui ſont les inſtrumens du toucher, d'une maniere, à peu près analogue à l'action d'un Zéphyre, ou d'un leger frottement, & excite cette eſpece de plaiſir, ou de titillation douce & agréable, que l'on reſſent dans le bain ſur toute la ſurface de la peau.

Et fait une ſenſation agréable.

ARTICLE II.

Des effets de la pénétration de l'eau.

§. 14. L'EAU eſt un liquide fort ſubtil & qui a la propriété de pénétrer pluſieurs eſpeces de corps. Par là elle produit divers effets dans le bain.

L'eau eſt pénétrante.

§. 15. L'habitude, où l'on eſt de ſe laver, prouve que l'eau diſſout & déterge les matieres âcres, qui s'arrêtent ſur la peau & peuvent cauſer des éruptions, ou l'inflammation, ce qui arrive ſouvent par la malpropreté & ſurtout aux enfans par l'âcreté des urines, ſi on n'a pas ſoin de les entretenir propres & ſecs. Elle enleve également la craſſe & les autres ſaletés, attachées à la peau, dont elles bou-

Détergente.

chent les pores, & réfiftent à la tranfpiration ; ainfi, le bain, en débouchant
les pores, facilite cette évacuation fi
néceffaire à l'entretien ou au réta-
bliffement de la fanté.

§. 16. La pénétration des parties
aqueufes dans les interftices de la
peau y caufe un relâchement, dont
on peut s'affurer, en tenant, pendant
un certain tems, les pieds ou les mains
dans l'eau, ou en obfervant ce qui
arrive aux Lavandiéres, ou au papier,
aux viandes, aux poiffons fecs, lorfqu'on les y met détremper.

§. 17. Les effets de ce relâchement
modérent ceux de la preffion (§. 8. 9.),
auxquels ils font en quelque forte op-
pofés. Mais ce relâchement ne s'opére
que peu à peu & n'a lieu ordinairement que fur la peau & les parties im-
médiates. Et l'eau froide eft moins propre & plus lente, que l'eau chaude,
à produire cet effet, non feulement
parceque l'eau chaude a plus d'activité à pénétrer, mais encore parceque la chaleur & la froideur de l'eau
contribuent d'elles-mêmes, à en augmenter, ou à en modérer les effets,
comme il fera éclairci en divers endroits.

§. 18. C'eft principalement à la for-
tie du bain que paroit le relâchement
des vaiffeaux & des fibres. Alors, les

vaiſſeaux ſuperficiels, relâchés & dé-
gagés de leur poids (§. 7.), & ayant
acquis une certaine ſoupleſſe, cédent
à l'effort des humeurs, qui ſont pouſ-
ſées des parties internes vers la circonférence, en plus grande quantité
qu'auparavant ; ce qui, en dégageant
les parties internes, eſt une des cauſes de l'agilité, qu'on a au ſortir du
bain.

§. 19. La déterſion (§. 15.) & le
relâchement de la peau (§. 16. 17.),
la viteſſe de la circulation augmentée
(§. 9.), rendent la tranſpiration plus
abondante, dès l'inſtant du bain, s'il
eſt chaud ; & au ſortir, s'il eſt
froid ; ce qui ſera démontré cy-après
(§. 33. 48.).

§. 20. Les parties aqueuſes péné-
trent auſſi dans le corps par les vaiſſeaux abſorbans, ou les pores ſuperficiels ; quoique par les expériences
ſtatiques de M. *le Monnier* (§. 48.),
il ſoit démontré que le corps diminue
notablement de poids dans le bain
chaud ; quoiqu'il en perde même dans
l'eau médiocrement froide, comme je
l'ai éprouvé moi-même (§. 31.) ; cependant, l'on a obſervé auſſi quelquefois que les bains, d'eaux thermales mêmes, continués aſſez long-
tems, ne faiſoient pas diminuer de

poids fenfiblement (*a*) , malgré le dé-
chet , qui doit provenir naturellement
de la tranfpiration. D'ailleurs , les fric-
tions mercurielles , les bains fpiritueux ,
la communication des maladies con-
tagieufes , l'effet de quantité de pur-
gatifs , appliqués extérieurement , &
beaucoup d'autres exemples prouvent
que diverfes matieres , appliquées à
la peau , y font abforbées , ou y péné-
trent par les vaiffeaux abforbans.
L'eau , fans doute , qui eft liquide &
très-pénétrante , & qui a plus d'ana-
logie avec nos humeurs , en eft plus
propre à être abforbée , quoique probablement , pour l'ordinaire , elle n'y
pénétre qu'en très-petite quantité.

Ses effets. §. 21. Les effets , qui en réfultent ,
font les mêmes que ceux de l'eau prife
intérieurement & conduite , par les
veines lactées & d'autres vaiffeaux ,
dans la maffe des humeurs ; ces effets
font d'humecter & de relâcher les
fibres ; de délayer le fang , de le rendre plus liquide & de le rafraîchir ;
de diffoudre quelques humeurs diffolu-
bles par cet élément , rendu d'autant
plus actif , qu'il ne pénétre dans le
corps que fort divifé & fous une forme
fubtile ; &c.

(*a*) On a fait cette remarque fur les bains de Baréges , continués pendant une heure : *Quæftio Medica,
utrum Aquitania minerales aquæ morbis chronicis. Pari-
fiis 1754.* Les conféquences , que l'Auteur , M. de
Bordeu , en déduit , font entiérement forcées.

ARTICLE III.

Des effets de la température & de diverses autres propriétés de l'eau des douches & des vapeurs.

§. 22. TOUTES les eaux sont plus ou moins chaudes, ou plus ou moins froides ; & ces différences n'empêchent pas qu'on ne les regarde comme également simples. Quoique l'eau chauffée contienne des parties ignées, qui paroissent hétérogénes à sa nature, cependant elles n'y produisent aucune différence essentielle, puisque l'élément du feu est répandu dans les eaux naturelles, comme dans tous les corps connus ; ainsi on ne nomme point eau composée, l'eau chauffée artificiellement ; par la même raison, l'eau rafraîchie avec de la neige, ou avec de la glace, n'en doit pas moins être réputée simple. De-sorte que les bains, dont l'eau est chauffée, ou refroidie par ces simples artifices, appartiennent toujours à la classe des bains d'eau simple. Au reste, tout ce que j'ai à dire, sur la qualité chaude ou froide des bains, leur convient également, soit que leur température dépende de l'art, soit que la nature en soit le principe.

Les bains sont également simples quoiqu'ils soient d'une différente température.

§. 23. Il est reconnu en Physique que les corps chauds & les corps froids communiquent, aux corps continus, leur température successivement & par degrés, depuis la surface extérieure jusqu'aux parties internes, jusqu'à ce qu'ils soient, les uns & les autres, chauds ou froids au même degré, & que cette communication, qui est relative à la densité des corps, qui la donnent, se fait plus promptement aux liquides qu'aux solides.

§. 24. Ainsi, dans le cas, où l'eau du bain est plus chaude ou plus froide que les parties de notre corps, aux-quelles elle est appliquée, elle leur communique de sa froideur, ou de sa chaleur. Pour en déterminer les effets dans la pratique, il faut principale-ment avoir égard à la température de l'eau, relativement à celle du corps, & en juger suivant qu'elle paroit, aux sens, chaude ou froide. Cela fonde une division des bains, par rapport à leur température, en trois classes; le chaud, dont la chaleur est supérieure à celle du corps; le froid, dont l'eau est plus froide que la peau; & le tem-péré, dont le degré de chaleur est à peu près égal à celle de la peau.

On conçoit de là que le bain, pour être tempéré & pour ne paroître qu'à un degré semblable à celui de l'at-

mosphére, doit avoir quelques degrés
de chaleur de plus, par la raison que
l'eau, étant plus denfe que l'air, elle
rafraîchit davantage, ou abforbe plus
de notre chaleur, quoique tempérée
au même degré que l'atmofphére.

Ainfi non feulement les différences
de la température de l'eau comparée
à celle de l'atmofphére, mais encore
le différent état de chaud, ou de froid,
du fujet même, lequel état dépend
du changement d'air, de l'exercice,
ou d'autres caufes, fuffifent pour va-
rier les degrés de température du bain.
Par exemple, fi, pendant le jour, en
été, en fortant d'une cave, on fe
plongeoit dans une riviere, le corps
étant refroidi par l'air de la cave, alors
plus froid que celui de l'atmofphére,
le bain paroitroit chaud ; & par la
même raifon les eaux de riviere, font
ordinairement des bains froids pendant le jour des chaleurs de l'été, &
les mêmes eaux, échauffées par l'ardeur du foleil, paroiffent chaudes fur
la fin du jour & pendant la nuit dans
la même faifon, parce qu'alors l'atmofphére, dont nos corps fuivent en
quelque maniere la température jufqu'à un certain point, eft plus chaude
pendant le jour & plus froide au foir
& pendant la nuit, que l'eau, qui, à
raifon de fa denfité, ne change pas

de température auſſi promptement que l'air :

Ainſi le même bain peut être en même tems chaud & froid par rapport à diverſes perſonnes & eu égard aux diverſes parties du même ſujet. Celui, qui auroit froid, trouveroit chaud, le même bain, qui paroîtroit froid à celui, qui auroit chaud; c'eſt ainſi encore que ſouvent l'eau paroît tempérée pour les pieds en même tems qu'elle eſt froide pour la poitrine; &c.

Le bain froid condenſe.

§. 25. Il eſt certain, & une foule de faits phyſiques en ſont la preuve; il eſt certain, dis-je, que le froid condenſe tous les corps & plus à proportion les fluides que les ſolides. Le bain froid par conſéquent condenſe les parties ſolides de notre corps & plus encore les fluides.

Le froid cauſe un é-branlement dans les fibres ſenſibles.

§. 26. Si le bain eſt notablement froid, l'action ſubite du froid ſur les fibres ſenſibles de la peau excite un ébranlement, qui ſe communique à toutes les parties ſenſibles du corps, par le moyen des nerfs, dont les fibres ſenſibles de la peau ne ſont que l'expanſion. De là on eſt ſaiſi de friſſons & de grincemens des dents; premier effet ſenſible du bain froid. Les grincemens ceſſent, il ne reſte que de legers friſſonnemens, qui diminuent à

proportion

proportion que le corps participe à la température du bain, & tout au moins ils cessent lorsqu'on en sort en passant à un air chaud ou tempéré, à moins que le froid du bain ne soit tout-à-fait excessif, auquel cas ces symptômes durent & augmentent même jusques & après la sortie du bain.

Ces irritations sont des especes de mouvemens convulsifs, qu'on peut regarder comme une ressource de la nature pour garantir le corps des violens effets du froid par une sorte de mouvement, ou de trémoussement & de frottement intestin, qu'elle fait dans diverses parties, ce qui, en ranimant la circulation dans les extrémités des vaisseaux, y entretient une legére chaleur & empêche la stagnation absoluë des humeurs, qui pourroit s'ensuivre, comme nous l'observerons cy-après (§. 34.).

C'est là probablement la cause & l'effet de ces mouvemens convulsifs, puisqu'on observe que l'idée seule, d'être arrosé d'eau froide, produit un tel effet sur l'imagination qu'elle occasionne un frémissement aux personnes sensibles & qu'un peu d'eau froide, incapable d'affecter considérablement les vaisseaux sanguins, jetée subitement au visage, fait souvent revenir de la syncope, du sommeil, de l'yvreſſe, &c. ce qui ne peut être que l'effet d'un frémiſſement de quelques fibrilles, qui communiquent leur ébranlement à tout le ſyſtéme nerveux.

§. 27. En même tems les vaiſſeaux dont les fibres ſont condenſées (§. 11. 25.) & irritées (§. 26.), ſe contraĉtent ; & les fluides s'épaiſſiſſent (§. 25.). Ces effets arrivent premierement à la ſurface des parties immergées (§. 23.); de là il s'enſuit que la circulation ſe ralentit dans les veines & les artéres, qui communiquent par les vaiſſeaux capillaires contraĉtés ; & qu'elle s'accélére dans celles, dont les vaiſſeaux capillaires étant plus intérieurs, ou non immergés, ne ſont pas expoſés au froid. C'eſt ce qu'on éprouve en tenant le bras, plongé, pendant quelque tems, dans de l'eau froide. On y ſent bientôt une peſanteur, ou une ſorte d'engourdiſſement, qui eſt cauſée par la difficulté de la circulation dans cette partie ; laquelle circulation cependant s'accélére dans les autres parties, comme il paroit par le battement du pouls plus fort & plus fréquent, & par la chaleur, qui devient plus grande après qu'on a retiré le bras. C'eſt ainſi que la main, après avoir manié de la neige pendant un petit eſpace de tems, ſe rechauffe enfuite à proportion de ce qu'elle a été refroidie.

§. 28. Cet engourdiffement , que caufe le bain froid, d'un peu de du- rée , rend le corps moins fenfible à certains maux, de même qu'au plai- fir , que peut exciter le mouvement ondulatoire de l'eau (§. 13.).

Il diminue la fenfibilité.

§. 29. Le bain froid , par la con- denfation des folides (§. 25. 27.), leur donne du reffort & les fortifie. On peut donc par ce moyen s'endurcir le corps, l'accoutumer aux injures du tems , le rendre moins fujet aux rhumes, à la pleuréfie, au rhumatifme , &c ; de là vient qu'on eft moins fenfible au froid, d'où il eft paffé en proverbe , chez le vulgaire même, que le moyen de de- venir moins frilleux en hiver , c'eft de fe laver fréquemment dans l'eau froide.

Il fortifie toutes les par- ties fenfibles.

§. 30. L'ébranlement, communiqué d'abord à la peau, s'étendant à tou- tes les parties fenfibles, par leur com- munication avec les extrémités ner- veufes de la peau (§. 26.), le ton & les forces augmentent , par le bain froid , dans tout le fyftême nerveux ; ce qui augmente le reffort & le jeu des parties internes & les fait partici- per à la corroboration des parties ex- ternes (§. 29.). C'eft par ce principe qu'on peut expliquer comment un

Comment il fortifie les parties inté- rieures.

peu d'eau froide , jetée au visage , ranime le corps, fait revenir de syn- cope, &c (§. 26.).

Il modéré l'excès de la transpiration.

§. 31. En conséquence du ralentis- sement de la circulation vers la super- ficie du corps (§. 27.), la transpira- tion des parties immergées diminue , ce qui suit des principes physiologi- ques. Si elle est excessive, le bain , en la modérant, empêche la dissipation des esprits animaux & contient les humeurs dans leurs limites , après quoi, la vigueur du corps se rétablit, & au sortir du bain , on se sent plus leger, plus agile & plus dispos, parceque le ton des fibres , augmenté (§. 29. 30.) & les esprits animaux devenus plus abondans , favorisent l'action & la réaction de diverses parties du corps.

L'on pourroit douter si la transpi- ration a lieu dans le bain froid , ou si elle équivaut à la quantité d'eau , qui pénétre dans le corps (§. 20.) par les vaisseaux absorbans. Mais outre ce qui arrive dans le froid de l'hiver, pendant lequel on ne laisse pas de transpirer , je me suis assuré de cette vérité en me pesant à l'entrée & à la sortie d'un bain un peu froid, con- tinué pendant un quart d'heure.

La perspira- tion augmen- te dans les parties non

§. 32. La perspiration de la surface interne du poumon & des parties non immergées & les sécrétions dans les

parties internes, deviennent plus abondantes à proportion que la vitesse des
humeurs y est augmentée par le reflux du sang, de la circonférence des
parties immergées vers l'intérieur &
les parties non immergées (§. 9. 27.);
donc il se filtre plus d'esprits animaux,
plus de liqueurs dissolvantes dans les
premieres voies, &c.

§. 33. Et si, en sortant du bain froid,
continué pendant peu de tems, l'on
se met aussitôt au lit, ou dans un endroit tempéré, alors le sang, dont la
circulation est accélérée, fait plus
d'effort sur les vaisseaux, qui ont été
resserrés tant par le froid (§. 27.) que
par la pression (§. 8.); ceux-ci, dont
le ton est augmenté & dont les oscillations sont plus promptes & plus fortes (§. 30.), réagissent à proportion;
ce qui accélére la circulation par tout
le corps; de là s'ensuit la rougeur,
la chaleur, le pouls fort & fréquent,
la liberté de la transpiration & même
des sueurs abondantes : & tout cela
d'une maniere d'autant plus sensible
que le corps est plus vigoureux, que
les humeurs étoient plus agitées avant
l'immersion, & principalement à proportion du degré de froideur de l'eau
& de la courte durée du bain.

§. 34. Mais à proportion que le
bain est continué, peu à peu toute la

Marginal notes:

immergées de même que les secretions.

La circulation & la transpiration augmentent à la sortie du bain froid.

La grande durée du bain

froid ralentit
la circulation
& épaissit les
humeurs.

masse du sang se condense par la pénétration successive du froid (§. 23.) & sur-tout par le refroidissement, qui arrive au sang par sa circulation dans les parties immergées. Alors, la circulation se ralentit par tout le corps, parceque le sang, en s'épaississant (§. 25.), devient moins mobile, résiste plus à l'impulsion du cœur & des vaisseaux & ne doit plus fournir tant d'esprits animaux pour faire agir les organes, outre que l'action embarrassée des poumons (§. 10.) & la contraction d'un trop grand nombre de vaisseaux (§. 27.) doivent aussi en ralentir le cours. L'excès, ou la durée du froid, peut aller jusqu'à coaguler & glacer, pour ainsi dire, le sang dans les veines, à roidir & contracter toutes les fibres de la machine, à arrêter tous les mouvemens vitaux.

Le bain
chaud raréfie.

§. 35. La chaleur raréfie tous les corps à peu près dans la même proportion que le froid les condense. Par conséquent le bain chaud raréfie, ou dilate les solides & plus encore les liquides ; par là les vaisseaux superficiels se dilatent d'abord & leurs liquides se gonflent de plus en plus.

La température de l'eau
se communique plutôt aux
solides qu'aux
liquides.

§. 36. La chaleur agit sur les solides avant que d'agir sur les liquides ; comme le chaud & le froid agissent plutôt sur le globe, ou le cylindre de

verre, des Thermométres (*a*), que fur
la liqueur, qui y eft contenuë; fi l'on
pofe le thermométre dans un liquide
d'une certaine chaleur, le liquide du
thermométre defcend un peu, monte
immédiatement après; & au contraire
fi on le met dans un liquide froid, la
liqueur monte avant que de defcen-
dre.

Mais cette attention ne peut guères
être d'ufage dans la pratique, parceque les parois des vaiffeaux fuperficiels étant extrémement minces, leur
liquide reçoit, prefque au même inftant que le folide, les impreffions du
chaud & du froid.

§. 37. Cependant, fi la chaleur eft
confidérable & fi elle eft appliquée
fubitement fur beaucoup de parties,
il ne peut manquer d'arriver, dans les
vaiffeaux, une dilatation, antérieure
au gonflement des liquides, & par
conféquent une efpece de vuide dans
le fyftéme de la circulation. Il ne feroit donc point furprenant qu'il en
furvint quelque révolution dans la
circulation, une foibleffe, la fyncope,
comme il arrive fouvent après la faignée & dans les bains, aux eaux thermales.

La chaleur
peut faire
tomber en foi
bleffe ou fyn-
cope.

(*a*) S'gravefande, *Philof. Newton. inftitut.* Boerhaave, *Elem. Chemia.*

§. 38. Il s'enfuit du gonflement des liquides, supérieur à la dilatation des folides (§. 35.), que les calibres des vaiffeaux deviennent moindres à proportion du volume des humeurs; par conféquent celles-ci doivent circuler dans des vaiffeaux relativement plus étroits ;&, renduës d'ailleurs plus coulantes par la raréfaction, elles doivent circuler avec d'autant plus de viteffe qu'elles ont à parcourir un efpace moins proportionné. Ainfi la circulation du fang s'accélére d'abord, premierement dans les parties, où la chaleur agit directement, & enfuite partout le corps, ce qui fe prouve par le changement du pouls, qui en devient plus plein & plus fréquent.

§. 39. Le fang gonflé, principalement à la furface des parties immergées, dilate les vaiffeaux, d'où provient une forte de relâchement, que l'on a eu tort d'attribuer entiérement à la pénétration de l'eau dans les folides (§. 16, 17.). Car cette apparence de relâchement, qui en impofe par le gonflement des vaiffeaux fuperficiels & fur-tout des plus gros, & qui a féduit jufqu'à préfent tant de Praticiens éclairés, n'eft principalement qu'une diftenfion & une violence faite aux parois des vaiffeaux par les humeurs raréfiées, comme M. *Stevenfon* l'a très-bien démontré (*a*).

§. 40. Cependant le fyftême de M. *Stevenfon*, quoique vrai en partie, pourroit faire tomber dans une erreur oppofée à celle, qu'il a combattuë, comme fi tout le gonflement, qui arrive aux parties baignées, ne provenoit que de la raréfaction des liquides, & comme fi la dilatation des vaiffeaux, ne provenant que de cette raréfaction, étoit à peu près égale par tout le corps. Il eft certain qu'il fe fait une vraie dilatation locale, un vrai relâchement dans la partie baignée, provenant de la pénétration, ou de l'action de la chaleur humide fur le tiffu des folides (§. 16. 17.). Et quoique les vaiffeaux de tout le corps fe gonflent par la chaleur, accompagnée foit de féchereffe, foit d'humidité, cependant ceux de la partie, qui y eft expofée immédiatement, fe dilatent le plus & les premiers, &, à moins que tout le corps ne foit exceffivement échauffé, ils reftent gonflés le plus long-tems (*b*); d'ailleurs les parties baignées acquierent une couleur rouge, les veines de ces parties fe gonflent & deviennent

____

(*a*) Effais d'Edimbourg, vol. vi.

(*b*) Ces effets arrivent à la vérité en partie par la diftenfion (§. 39.), commencée à cet endroit & qui, en continuant, fait perdre peu à peu aux parois des vaiffeaux leur elafticité.

très-apparentes & la peau y reste plus tendre qu'auparavant. Ainsi la chaleur, & sur-tout la chaleur humide relâche & dilate les solides.

Les humeurs dérivent dans la partie immergée.

§. 41. En effet, l'eau commune, dont on a démontré la vertu relâchante (§. 16 40.), est, lorsqu'elle est chaude, ou tiéde, l'émolliant le plus simple & le plus excellent ; c'est par là que le bain chaud produit une dérivation, ou une affluence d'humeurs dans la partie immergée, qui subsiste aussi long-tems que ce relâchement.

Moyen de rendre le bain fort dérivatif.

§. 42. Mais, lorsqu'on a en vuë cette dérivation, le bain doit être fort tempéré, ou continué si peu de tems que la chaleur ne se communique pas notablement à toute la masse du sang, ce qui rendroit les effets de la raréfaction des liquides (§. 39.) supérieurs au bénéfice de la dilatation, ou du relâchement des solides (§. 40.). Avec cette précaution les effets directs du bain sont presque entiérement bornés à la partie immergée, où il attire les humeurs (§. 41.) & fait l'effet de révulsif à l'égard des parties éloignées.

Effets du relâchement produit par le bain.

§. 43. Les houpes nerveuses, qui sont les organes du tact & qui se terminent à toute la surface de la peau, n'étant qu'une continuation & une forte d'expansion des nerfs, doivent participer aussitôt à ce relâchement ;

qui, par le rapport, qu'il y a dans tout le fystême nerveux, dont toutes les parties ont une origine commune, fe communique dans l'intérieur même; & cette douce détente, qui caufe une forte de déléctation fur la peau (§. 13.), en paffant de là dans tout le fystême nerveux, rend le bain calmant, il en nait une difpofition au fommeil, l'irritation des fibres s'adoucit, &c.

§. 44. La raréfaction des humeurs (§. 37. 39.) produit des effets analogues à ceux de la plénitude des vaiffeaux & de la viteffe de la circulation (§. 38.); fi la raréfaction eft modique, il en réfulte une douce tranquillité, une difpofition au fommeil & à des rêves agréables, une titillation des parties fenfibles, qui augmente le plaifir du mouvement ondulatoire de l'eau (§. 13.). par cette même raréfaction les humeurs deviennent plus coulantes, les matieres vifqueufes fe diffolvent & celles, qui étoient ftagnantes, rentrent dans la maffe commune.

Mais, fi la raréfaction eft un peu confidérable, les humeurs pourront faire violence contre les parois des vaiffeaux; & comme elles doivent agir principalement fur les parties les plus foibles, il peut en réfulter le délire, le crachement de fang, &, à la fin

Effets de la raréfaction des humeurs.

une inaction & une lenteur dans la circulation.

D'où l'on conçoit que le bain chaud est contraire dans tous les cas, où la raréfaction des humeurs est nuisible, dans l'hémoptisie, &c.

§. 45. Le relâchement des parties superficielles (§. 16. 17. 40.), la dilatation des vaisseaux (§. 37. 39.), une sorte de titillation dans les fibres (§. 44.), qui les met en jeu & la vitesse de la circulation, provenant de la pression (§. 9. & de la raréfaction §. 38.), rendent les sécrétions, les excrétions, & spécialement la transpiration, plus abondantes.

§. 46. Il nait des horripulations au sortir du bain chaud, lorsqu'on rentre dans une atmosphére notablement plus froide que l'eau du bain, dont on est sorti. On peut appliquer ici ce qui a été dit plus haut (§. 35.).

§. 47. Jusqu'ici, il n'a été question que de bains chauds tempérés. Les différens degrés de chaleur de l'eau peuvent accélérer la circulation jusqu'au point de causer la fiévre, ou des extravasions considérables, comme l'a démontré M. *Stevenson* (*a*) ; ou, par une violence continuée, jusqu'au point de faire perdre aux fibres leur ressort, de les rendre inactives, de

_____

(*a*) A l'endroit cité.

faire languir toutes les fonctions, ralentir les fécrétions, les excrétions,
excepté la fueur, & de caufer une
foibleffe, la fyncope, des étourdiffemens, &c.

§. 48. Les généreufes expériences, que M. *le Monnier* a faites fur fa pro-pre perfonne (*a*), vérifient quan-tité d'effets des bains exceffivement chauds. Ce célébre Académicien a éprouvé que la fource des eaux de Baréges, qui fait monter le thermo-métre de *Fahrenheit* à 100 degrés & ce-lui de M. de *Reaumur* à 34, excite, en une demi-heure, une tranfpira-tion, qui a varié, en différens jours, depuis 7 onces & un gros & demi juf-qu'à 29 onces, & qui, en prenant un terme moyen, peut être eftimée de 15 onces à chaque fois, tandis que, dans le même efpace de temps, la tranfpiration naturelle n'étoit que d'u-ne demi-once. Par ce bain, la refpi-ration n'étoit pas génée, & le pouls n'étoit pas plus fréquent, mais plus fort & plus élevé. Il ne put fouffrir qu'environ huit minutes la fource la plus chaude, dont le degré eft le 112ᵉ du thermométre de *Fahrenheit* & à peu près le 40ᵉ de celui de *Reaumur*. Lorf-qu'il y fut plongé, en fix minutes,

Demontré
par des expé-
riences.

(*a*) Mem. de l'Acad. Roy. des Sciences de Paris.
1749.

la fueur ruiffeloit par tout fon vifage,
& tout fon corps étoit rouge & gonflé ; en fept minutes, il fe trouva dans
une violente agitation, le pouls fut
très-fréquent ; en huit minutes il fentit des étourdiffemens, qui l'oblige-
rent de fe retirer. Il s'effuya promptement & fe pefa ; il avoit perdu, du-
rant ce court efpace de tems, 20 onces, 2 gros. Il fe mit enfuite dans le
bain tempéré, où il refta 22 minutes,
pour achever la demi-heure, & il perdit encore par la tranfpiration 8 onces, 6 gros. S'il eut pu fupporter le
bain le plus chaud pendant la demi-
heure entiere, & avec une perte pro-
portionnée, elle eut monté à 76 onces.
Ces épreuves importantes fembleroient
ne faire rien à mon fujet, puifque les
eaux de Baréges font minérales ; mais
on voit affez que ces effets dépendent
prefque uniquement de la chaleur &
fort peu des principes des eaux. Outre le rapport de ces obfervations avec
celles de M. *Stevenfon*, l'on peut s'affurer que ces effets font dus à la chaleur, en les comparant dans ces deux
cas, où l'une des fources eft plus
chaude que l'autre.

§. 49. Le *mouvement* & le *repos* de l'eau
font des circonftances, qui en varient
auffi les effets. L'eau courante communique plus promptement fes degrés

de chaleur ou de froideur, que les eaux croupiſſantes, parceque les parties s'en renouvellent à chaque inſtant. Elle fait auſſi une preſſion latérale ſelon la direction de ſon mouvement. Et comme une eau courante a des parties plus ſubtiliſées & qu'elles heurtent davantage contre les ſolides, pour s'y inſinuer, & contre les âcretés & les ſaletés, pour les diſſoudre & les diviſer, la déterſion & le relâchement ſuperficiel en ſont plus notab'es, outre que l'eau, chargée des matieres, qu'elle a emportées de la peau, & par là moins capable de s'en charger de nouveau, ſe renouvelle par l'écoulement. C'eſt pour ces raiſons que les poiſſons ſecs deviennent tendres & les poiſſons ſalés ſe deſſalent bien plus promptement dans les eaux courantes, que dans celles, qui ſont en repos.

§. 50. La *quantité* de l'eau, dans laquelle on ſe baigne, en variant la hauteur des colomnes (§. 7.), qui agiſſent ſur les diverſes parties du corps, varie auſſi la force de leur preſſion.

Il y a auſſi plus de renouvellement dans une grande que dans une petite quantité d'eau.

La grande quantité d'eau peut encore agir ſur l'imagination ; elle eſt utile par-là aux Maniaques (§. 95.), aux Hydrophobes (§. 96. 97.).

Lorfque la quantité d'eau eft fi grande qu'on en a au deffus de la tête & fi long - tems qu'on ne puiffe fatisfaire à la néceffité d'infpirer l'air, cet état peut donner la mort. Ce n'eft point proprement fe baigner; c'eft fe noyer.

Les exemples de perfonnes noyées & pour ainfi dire reffufcitées à la vie, montrent que l'on peut vivre fous l'eau pendant plufieurs heures, & qu'il eft des moyens de fecourir des perfonnes fubmergées, qui n'offrent déjà que les apparences de la mort.

De la Douche. §. 51. L'on peut augmenter confidérablement tous les effets du bain & les borner à certaines parties, fur lefquelles l'eau eft déterminée, fans que ces effets fe communiquent au refte du corps en proportion égale à celle des bains ordinaires. Cette méthode confifte à faire découler, ou à lancer une quantité d'eau fur quelque partie du corps, ce qui fait une efpece de bain, connuë fous le nom de *Douche*, dont l'effet eft celui, qui réfulte de la force du choc, ou de la percuffion de l'eau, fur la partie, qu'on y expofe.

La Douche a deux principaux degrés d'activité; le premier degré confifte en une fimple chute d'eau, dont la preffion, la pénétration, & la communication

munication de température répondent
à la maffe & à la hauteur de la colomne. L'autre degré, qui eft fort
fupérieur à ce premier, eft celui de
la douche, où l'eau eft élancée avec
violence au moyen de quelque pompe.

Je me difpenferai de parler des douches d'eau froide, parceque leur ufage
ne peut être d'une grande étenduë,
quoiqu'il puiffe quelquefois avoir lieu
(§. 79. &c.).

Mais l'eau chaude eft employée en
douche avec beaucoup d'efficacité ;
elle pénétre, elle amollit, ouvre, dilate & agite tellement les parties, fur
lefquelles on la donne, qu'on les voit
bientôt rougir & fe goufler par l'abondance des humeurs, qui y font déterminées par l'accélération de la circulation (§. 9. 38.), la dilatation des
vaiffeaux & le gonflement des liquides (§. 16. 36. 37. 38. 39. 40. 41. 49.).

Ainfi la douche eft très-propre à
réfoudre & à mettre en mouvement
les humeurs vifqueufes & diverfes
matiéres épaiffies ou ftagnantes, &
eela non feulement par la chaleur humide, qui dilate les vaiffeaux, liqué-
fie les matieres & les rend plus mobiles, mais principalement par le choc,
ou la force percuffive de l'eau, qui,
comme une efpece de friction & de
furcroit de preffion excite un mouve-

ment inteſtin, qui broye les matieres & les diviſe, en même tems que les humeurs, qui ſe portent plus abondamment dans les parties douchées, s'y uniſſent & les entraînent dans le torrent de la circulation.

Des bains de vapeur.

§. 52. L'eau réduite en vapeurs fait un bain, qu'on nomme *Bain de vapeur*, improprement *Etuves*, ou *Bain ſec*. Les effets de leur pénétration & de leur chaleur ſont infiniment ſupérieurs à ceux des bains d'immerſion & de la douche, parceque l'eau en eſt très-diviſée & qu'on peut les ſupporter à un plus haut degré de chaleur, ſçavoir de 40 degrés du thermométre de M. de *Reaumur*, auquel degré l'eau en douche ou en immerſion, ſeroit inſupportable, à raiſon de ſa denſité, à proportion de laquelle la chaleur ſe communique d'une maniere plus prompte & plus ſenſible (§. 23.). Un autre avantage des bains de vapeurs c'eſt de ne point occaſionner de preſſion, qui, dans certains cas, ſeroit fort nuiſible & incommode. Pour s'aſſurer de leurs effets, on n'a qu'à conſidérer que la vapeur de l'eau chaude amollit les os les plus durs. Ainſi le bain de vapeurs pénétre, amollit, diſſout efficacement les matieres les plus épaiſſes, les plus ténaces & les plus dures ; il relâche puiſſamment les

fibres & par ce moyen il ouvre les
vaiſſeaux & les pores de toute l'habitude du corps; il s'enfuit qu'il augmente la tranſpiration à proportion de la
viteſſe de la circulation, de la fluidité
des humeurs & de la dilatation des
pores; & comme ces effets ſont extrê-
mes, ce bain excite des torrens de
ſueur, diſſipe par là les humeurs froides croupiſſantes, & dégourdit les parties, qui en étoient accablées. Cet effet
arrive d'autant plus que les vapeurs
ſont plus concentrées & élancées avec
plus de force, relativement à la chaleur de l'eau. Ces vapeurs, mobiles &
élaſtiques, comme on peut en juger
par l'exemple de l'Eolipyle, agiſſent
vivement ſur les fibres & les excitent
à de plus fréquentes contractions, ce
qui, avec la chaleur, concourt à accélérer la circulation & à fondre les
matieres viſqueuſes & ténaces.

Fin de la premiere Partie.

DISSERTATION

LES BAINS

D'EAU SIMPLE,

DEUXIEME PARTIE.

Des effets particuliers du bain, ou de ses effets relativement à l'état des personnes, qui se baignent.

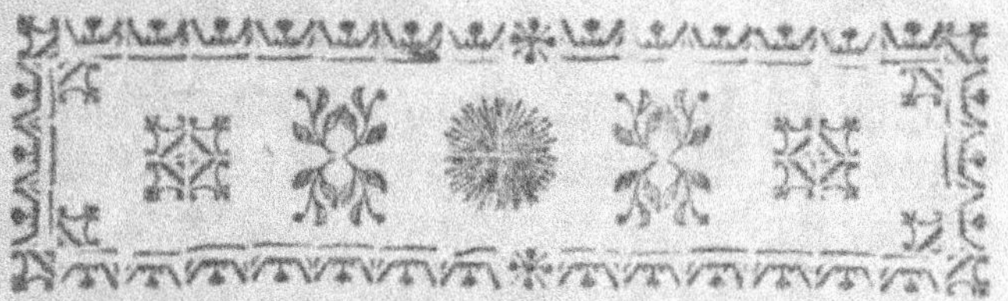

DISSERTATION

SUR

LES BAINS
D'EAU SIMPLE,

DEUXIEME PARTIE.

Des effets particuliers du bain, ou de ses effets relatifs à l'état des personnes, qui se baignent.

ARTICLE I.

Des effets du Bain par rapport à diverses circonstances de la part du sujet, ou de la personne, qui se baigne; des Bains universels, particuliers, momentanés, &c.

§. 53. L'ACTION du Bain est relative; ses effets diffèrent suivant l'état du sujet, quelque que soit son tempérament, & suivant diverses circonstances, comme par exemple,

D 4

s'il ſe baigne en tout ou en partie ; dans quelle ſituation ; avec quels mouvemens ; pendant combien de tems ; ſi le bain eſt réitéré ; ſi l'on y eſt habitué ; ſi l'on ſe trouve dans certain état, comme de pléthore, de replétion d'eſtomac, &c.

§. 54. Le bain reçoit différens noms, ſuivant l'étenduë avec laquelle l'eau eſt appliquée ; de là, il ſe diviſe en univerſel & en particulier.

Bain uni-
verſel.

On nomme bain *univerſel*, l'immerſion totale, ou preſque totale du corps ; & *particulier*, l'immerſion, ou la lotion de quelque partie du corps.

Ce dernier ſe ſous-diviſe ſuivant la maniere, dont l'eau eſt appliquée, comme en lotion, en fomentation & en bain proprement dit & celui-ci en quart-de-bain, en demi-bain, en pédiluve & en d'autres bains, qui prennent leur dénomination des parties baignées.

Dans le bain univerſel, les effets primitifs (I. Partie) s'étendent généralement ſur tout le corps & répondent à la nature & aux fonctions des parties reſpectives, ſur leſquelles il agit.

Dans le bain particulier, les mêmes effets primitifs ſe communiquent premiérement & éminemment aux parties immergées. La plûpart des mêmes effets ſe communiquent indirectement

& par degrés , mais plus foiblement ,
aux parties non immergées.

La connoiffance des effets primitifs ,
appliquée à la nature des différentes
parties du corps , fuffit pour déterminer les effets de l'univerfalité , ou de
la particularité du bain.

§. 55. La différente *attitude* du fujet , par exemple , la fituation perpendi-culaire , comme quand il fe tient de-bout dans le bain ; ou horizontale , comme quand il nage , &c. les *frot-temens* & divers *mouvemens ,* par l'action & la réaction reciproque de l'eau & du corps , produifent une différente agitation & révolution dans les hu-meurs , dont on peut déduire phyfio-logiquement les effets , d'après les principes généraux (I. Partie) , appli-qués aux diverfes fonctions des par-ties , fur lefquelles le bain agit.

§. 56. La différente durée du bain en varie auffi les effets.

Le bain momentané produit prin-cipalement ceux de la gravité de l'eau , qui arrivent au premier inftant, comme la révolution des humeurs vers l'inté-rieur (§. 8.) , qui eft fuivie de la réaction des parties internes & de l'ac-célération de la circulation (§. 9 ;) il produit auffi les effets de la tempé-rature de l'eau (I. Partie Art. III.) , qui fe bornent prefque à la furface du corps.

Le bain froid étant le seul, dont l'usage momentané ait été pratiqué jusqu'à présent, & celui, qui semble promettre les plus grands effets, j'en dirai quelques mots, qui ne feront que des applications des effets primitifs.

Pour prendre ce bain, on fait premierement quelque peu de mouvement pour animer la circulation ; alors, on se plonge tout-à-coup, la tête ordinairement la premiere, dans l'eau froide, d'où l'on sort, ou dont on se fait retirer au même instant. C'est ainsi qu'on le pratique en Angleterre, & que je l'ai vu & fait pratiquer à Spa très-fréquemment, & que j'ai eu occasion d'en observer les effets.

Par le froid subit, qui agit à l'instant du contact sur toute la surface immergée, le bain froid resserre le tissu des fibres superficielles (§. 25.), contracte les vaisseaux (§. 27.), & augmente leurs oscillations (§. 30.), fait une révolution des humeurs vers l'intérieur (§. 8. 27.), accélére la circulation (§. 10. 27.), & fortifie toutes les parties sensibles (§. 29. 30.); effets d'autant plus considérables que l'eau est plus froide & que la réaction est plus forte, soit par la vigueur des organes, soit par la vitesse de la circulation, qui a été accé-

lérée par le mouvement, qui a pré-
cédé l'immersion.

Le froid, qui ne pénétre que lentement & par degrés ($. 23.), ne se
fait sentir qu'un moment & n'expose
à aucun danger de refroidissement,
comme on l'éprouve en se lavant le
visage & les mains avec de l'eau froide, même à l'air libre & dans les plus
grands froids de l'hiver, & comme je
l'ai observé constamment à l'égard de
ceux, à qui j'ai vu pratiquer, assez
adroitement, le bain froid instantané:
loin que ce bain produise un refroidissement incommode, la circulation
du sang, accélérée dans les parties internes, y cause au contraire une nouvelle chaleur, qui, par la réaction de
ces parties, se porte avec la circulation aux parties externes, au sortir
du bain; comme, après avoir manié
de la neige, il survient une chaleur
d'autant plus grande, qu'on avoit été
plus promptement & plus refroidi.

Au sortir du bain, j'ai trouvé ordinairement le pouls plus fort & toujours plus fréquent qu'il n'étoit avant
l'immersion, ce qui prouve que la
circulation est accélérée ; d'où s'en-
suivent la chaleur, la rougeur, & la
sueur, qui devient même très-abon-
dante, si, après le bain, surtout suivi
de frottement, l'on se met aussitôt au

lit, ou dans tout autre lieu tempéré.

§. 57. Le bain, froid ou chaud, continué pendant quelque tems, produit de plus en plus les effets de la pénétration de l'eau (§. 14. 15. 16. 17. 20. 40. 41.) & ceux de fa température, foit de condenfation (§. 25. 26. 27. 28. 34. 35.), foit de raréfaction (§. 36. 37. 38. 39. 40. 41. 44. 47. 48.).

Ainfi, le bain froid condenfe de de plus en plus; d'abord il donne de la confiftance aux humeurs & de la fermeté aux fibres, mais continué, il contracte peu à peu un grand nombre de vaiffeaux, il épaiffit, coagule les humeurs, les rend moins liquides & moins mobiles & les fixe dans les vaiffeaux les plus fubtils; il ralentit la circulation, fupprime la tranfpiration & peut produire toutes les maladies, qui dépendent de cette fuppreffion; enfin, il roidit les fibres & les gêne dans leurs fonctions. Le froid du bain peut être fi vif qu'il irrite & ébranle les fibres mufculaires; alors, il produit des horripulations, des mouvemens convulfifs, la crampe, tandis que quelques parties perdent peu à peu leur mouvement, ou leur fénfibilité, tous effets, qu'on a déjà indiqués (§. 34. &c.).

Si le bain chaud eft continué trop longtems, non feulement le relâchement augmente & la transpiration devient plus abondante par la fluxilité des humeurs raréfiées & la dilatation des pores cutanés ; mais la raréfaction devenant bientôt générale, & étant plus grande à proportion dans les liquides que dans les solides ($. 35.), les humeurs, augmentées de volume, doivent circuler par des canaux, vraiment élargis, mais plus étroits à proportion de la masse des humeurs raréfiées ($. 38.), ainsi, le sang doit couler avec d'autant plus de vitesse que les calibres des vaisseaux sont moins proportionnés à la raréfaction des humeurs, d'où il peut résulter une fièvre considérable & d'autres effets remarqués par Mrs *Stevenson* ($. 47.) & *le Monnier* ($. 48.).

$. 58. La *fréquente réïtération* du bain, dans les mêmes circonstances, en confirme & en augmente les effets. C'est par cette réïtération qu'à la longue le bain froid momentané ($. 56.) fortifie le corps, l'endurcit au froid & contre les injures du tems. Mais la trop fréquente réïtération des bains pourroit en augmenter les effets jusqu'à faire naître des défauts opposés à ceux de l'état précédent; par exemple, l'usage excessif des bains chauds, ou tempérés, pourroit épuiser les esprits, énerver les forces, relâcher les fibres,

disposer à l'hydropisie, à la paralysie, &c, comme au contraire le bain
froid, réitéré avec excès, pourroit
tellement contracter les fibres que,
de relâchées, elles deviendroient tro
roides & inflexibles.

Si le bain, ou les lotions du corps,
entretiennent la propreté, l'action alternative de l'air & de l'eau durcit la
peau. C'est à cet effet que M. *de la
Condamine* attribue la difficulté de l'é-
ruption dans la petite vérole, parmi
certains Peuples, qui ne vivent guères moins dans l'eau que dans l'air.

Cette même alternative rend l'épiderme sujette à diverses altérations ;
la vicissitude de l'humidité du bain
& la chaleur du soleil lui donne une
couleur basanée, comme on le voit à
ceux, qui vont beaucoup dans l'eau,
ou qui se lavent fréquemment pen-
dans l'été.

La même alternative de l'humidité
& de l'air crévasse l'épiderme ; l'on
peut s'en convaincre en se lavant plusieurs fois de suite dans de l'eau froide ; on verra que la peau en devient
rude. Pareillement les lévres se gercent
dans les vents de Nord, lorsqu'on
n'a pas soin de les entretenir séches,
mais qu'on les humecte avec la sali-
ve, ce qui fait une espece de bain
particulier pour les lévres.

§. 59. L'*habitude*, qu'on a toujours regardée comme une feconde nature, peut familiarifer tellement le corps avec le bain, qu'il puiffe, fans peine & fans inconvénient, en fupporter les effets, qui pourroient être nuifibles; on peut contracter cette habitude en n'ufant du bain que par degrés & avec ménagement, par exemple en commençant par les bains tempérés & de peu de durée avant d'en venir aux bains froids & continués.

§. 60. Dans l'état de *pléthore*, le bain, furtout le bain univerfel, & fort chaud, ou fort froid, eft dangereux, à caufe de la furabondance des humeurs, dont la révolution, la raréfaction, ou la condenfation, peuvent caufer des extravafations, ou un reflux violent & précipité du fang de la circonférence vers l'intérieur du corps & de là des engorgemens dans les vaiffeaux du cerveau, de la poitrine, &c.

L'on prévient ces accidens en faifant précéder l'ufage des bains par la faignée, conformément à la pratique ordinaire aux eaux thermales.

§. 61. Si le fujet a la *poitrine foible*, le bain trop chaud ou trop froid, furtout s'il eft univerfel & s'il dure longtems, eft fort dangereux, parceque les vaiffeaux lâches & foibles du poumon, qui ne font foûtenus que par la preſſion de l'atmoſphére, étant forcés & engorgés par l'affluence du ſang, courent riſque de ſe rompre, d'où ſuivroit le crachement de ſang, outre que le froid, dans ce cas & dans le précédent (§. 60.) pourroit agir directement ſur la poitrine, y fixer les humeurs en contractant bruſquement les vaiſſeaux, cauſer la pleuréſie, la péripneumonie, &c. Voici une obſervation à l'appui de ce principe. Un jeune homme, qui avoit la poitrine délicate & qui étoit d'une famille, où la phthyſie étoit héréditaire, entra dans l'eau pour ſe rafraîchir pendant l'été; il la trouva froide & en ſortit auſſitôt; il ne laiſſa pas d'être attaqué, pour la premiere fois, d'un crachement de ſang, qui ſe renouvella enſuite de tems en tems, juſqu'à ce qu'il eut dégénéré en phthyſie, dont il mourut quelques années après.

Quant aux bains chauds, l'on ſçait que tous les Praticiens d'eaux thermales les défendent à ceux, qui ont des affections de poitrine.

§. 62. Lorſque le corps eſt *affoibli par un excès modique de chaud ou de froid*, les bains tempérés rendent ordinairement le corps leſte, agile & diſpos; mais dans ce cas le bain médiocrement chaud eſt plus ſalutaire à ceux,

Dans la langueur provenant du chaud ou du froid.

qui

qui ont froid ; & le bain médiocrement froid à ceux, qui font échauffés ; parceque chaque efpece de bain rétablit refpectivement le jufte degré de température & rend aux diverfes parties du corps la proportion, qui leur convient. Les perfonnes, qui ont chaud, ont les parties externes furchargées, les pores trop ouverts, les vaiffeaux gonflés, les humeurs raréfiées, &c; la fraîcheur du bain repouffe & condenfe les humeurs, rétrecit les pôres, contracte les vaiffeaux, &c. au contraire dans ceux, qui ont froid, les parties externes font privées de la quantité d'humeurs, qui leur feroit néceffaire, elles font épaiffies & déterminées vers l'intérieur; la circulation eft lente & comme engourdie. Alors, la chaleur du bain rappelle les humeurs vers la furface, les raréfie, les rend plus coulantes, & ranime la circulation. Dans l'un & l'autre cas la température particuliere du bain rétablit l'équilibre & la jufte proportion entre les diverfes parties du corps, & l'on en fort délaffé, lefte & frais ; *contraria contrariis curantur.*

Lorfqu'on eft fatigué, le bain tempéré eft le plus convenable, parcequ'il relâche doucement les fibres roidies ou tenduës par le travail ou le mouvement.

Provenant de la fatigue.

Effets du bain dans le tems que le corps est échauffé.

§. 63. Lorsqu'on est extrêmement échauffé ou agité par le travail, les bains chauds, & les bains froids, sont, l'un & l'autre, fort dangereux. Les chauds ajoûteroient au mal, ce qui n'a besoin d'aucune preuve. Au contraire, le bain froid, du moins un peu continué, seroit alors d'autant plus nuisible que tout changement subit est dangereux; les humeurs, se portant brusquement vers l'intérieur, produiroient une révolution, des engorgemens, des irruptions, &c; les frissonnemens pourroient aller jusqu'à la convulsion, la matiere de la perspiration s'arrêteroit aux extrémités des vaisseaux, &c; d'où pourroient naître des catarres, des maladies inflammatoires, &c; outre l'observation rapportée cy-dessus (§. 61.), il ne sera pas inutile d'appuyer ce principe, de quelques autres exemples.

Je connois un jeune homme, qui, à l'âge de 10 ans, s'étant échauffé & mis en sueur, en marchant avec excès, dans les grandes chaleurs de l'été, fut incontinent se baigner dans une riviere, à dessein de se rafraîchir. L'eau, que d'autres trouvoient tempérée, lui parut extrêmement froide (§. 24.); il y fut saisi de fortes horripulations, il y devint très-foible, &, en étant

forti, les friſſonnemens continuerent
(§. 26.); de retour chez lui, il vomit
des caillots de ſang, on lui voyoit par
tout le corps des rayes de ſang ex-
travaſé; enfin, il courut riſque de mourir de cette cauſe. On pourroit rapporter un grand nombre de faits ſemblables. On lit dans *Q. Curce*, qu' *Alexan-
dre le Grand*, excédé de fatigue & tout
couvert de ſueur & de pouſſiere, s'é-
tant baigné dans le Cydne, dont
l'eau, à cauſe des arbres, qui l'om-
brageoient, étoit extrêmement froide, quoique ce fut dans les grandes chaleurs de l'été; ce Prince n'y
fut pas plutôt entré, que le friſſon le
ſaiſit & qu'on crut qu'il alloit mourir.
Il perdit toute eſpece de chaleur naturelle & on l'emporta dans ſa tente,
évanoui & ſans connoiſſance.

Si, au contraire, le corps eſt extrê- Dans le tems
mement refroidi, le bain fort chaud qu'on eſt re-
ſeroit dangereux, parceque ce ſeroit froidi.
paſſer d'une extrémité à l'autre; ce
bain pourroit déchirer les ſolides par
l'effort des humeurs raréfiées, & ex-
travaſer les fluides, par le progrès rapide, inégal & alternatif de la conden-
ſation, de la raréfaction & par d'autres
effets, qui arrivent, par une telle révolution, dans les fluides & les ſolides.

§. 64. Il ſeroit dangereux de ſe met- Effets du bain
ſuivant que l'estomac est plus ou moins vuide.

tre dans le bain lorsque *l'estomac est chargé de nourriture* ; immédiatement après le repas, le bas-ventre est occupé & distendu par les alimens, la boisson, les sucs digestifs ; alors, par la pression de l'eau, les humeurs déterminées (§. 8.) vers l'intérieur, y trouvant trop de résistance, y regorgent, y agissent violemment & avec irritation, d'où doivent s'ensuivre, un desordre dans la digestion, des maux d'estomac, des nausées, des vomissemens, du moins chez les personnes délicates. Ces mêmes humeurs, ne pouvant franchir les obstacles, qui s'opposent à leurs cours, doivent se porter plus abondamment à la tête & à la poitrine, delà des étourdissemens, des maux de tête, la difficulté de respirer, &c. Le bain, s'il est chaud, nuit encore par cette qualité, parcequ'en raréfiant les humeurs, il en augmente la masse & surcharge d'autant plus les différentes parties, où se fait leur révolution, &, en relâchant les fibres, il affoiblit l'estomac & les forces digestives, déjà embarrassées par l'affluence & le gonflement des humeurs, il ouvre les orifices des vaisseaux & leur fait recevoir des matieres cruës, d'autant plus que les humeurs s'échap-

pent par une tranſpiration forcée (*a*).
Cependant, il peut, par hazard, être
utile par les effets d'une émotion, qu'il
excite dans les premieres voies, comme
je l'ai remarqué dans un homme d'un
tempérament ſenſible, auquel j'avois
conſeillé le bain chaud des pieds pour
un mal de tête, dont il étoit tour-
menté depuis pluſieurs jours : contre
mon intention il prit ce bain peu
après avoir ſoupé ; ce bain agit comme
émétique & bouleverſa tellement la
digeſtion, qu'il en ſurvint de copieux
vomiſſemens, qui ſoulagerent le malade. Mais, dans le cas, où l'eſtomac
eſt preſque vuide, la digeſtion avancée, ou déjà faite, alors les vaiſſeaux
ſouples du bas-ventre ſont propres à
ſe prêter & à ſe dilater pour recevoir
les humeurs, qui y refluent ; cette dérivation augmente les ſécrétions, accélére les excrétions, le bain aide à la
digeſtion, donne de l'appétit, corrige
la pareſſe du ventre, il eſt diurétique,
&c. C'eſt dans cette circonſtance qu'on
peut en eſperer les effets ſalutaires ; &
c'eſt ſur ce fondement, que le bain
convient avant la réfection du ſoir &

____

(*a*) Les dangers du bain, pris après le repas, ſont
bien exprimés dans quelques vers de *Juvenal*, qui parloit
ſans doute d'après les exemples, qu'il en avoit vus de
ſon tems,

 Poena tamen praeſens, cum tu deponis amictus
 Turgidus, & crudum pavonem in balnea portas;
 Hinc ſubita mortes, atque inteſtata ſeneĉtus.

principalement le matin, comme on
sçait qu'il est d'usage aux eaux thermales.

––––––––––––––––––––

ARTICLE II.

Des avantages & des inconvéniens du bain,
par rapport aux différens tempéramens.

§. 65. LEs tempéramens sont des
constitutions particulieres
du corps, qui, sans être régardées
comme maladies, rendent la santé
moins parfaite.

Quoiqu'en général il y ait autant de
tempéramens que de personnes, on
les a reduit à quatre especes principales, qui ont été designées suivant l'humeur, qu'on a cru prédominer, sçavoir,
le *sanguin*, le *cholérique*, le *mélancholi-*
que & le *phlegmatique*. Je ne les consi-
dérerai qu'autant que mon sujet paroit l'exiger.

§. 66. Le *tempérament sanguin* consiste
dans l'abondance de sang, ou de la partie rouge des humeurs, dans le gonflement & la distension des vaisseaux,
dans la variabilité de la circulation,
laquelle provient de la facilité, qu'a
le sang de se raréfier & de se conden-
fer, & de la flexibilité des vaisseaux,
que l'on remarque dans ce tempérament.

§. 67. Dans le *cholérique*, les fibres sont plus denses, plus élastiques, plus vibratiles, plus sensibles; les humeurs plus exaltées, plus bilieuses & plus actives; la circulation est rapide, la chaleur forte, les actions vives; il y a une grande disposition à ce qu'on entend par humeur bilieuse âcre & irritante, d'où naissent les maladies inflammatoires, &c.

§. 68. Les *mélancholiques* ont les solides roides, les fibres denses & serrées, le sang épais, terreux, circulant lentement & presque croupissant dans les petits vaisseaux & surtout dans les visceres du bas-ventre; le pouls lent; peu de vigueur & de chaleur; les sécrétions, les excrétions, la digestion & toutes les fonctions lentes; les idées sérieuses, sombres, chagrines & bornées à peu de sujets, mais très-fortes & très-pénétrantes.

§. 69. Les *phlegmatiques* ont un excés d'humeurs aqueuses & glutineuses, peu de sang, la circulation lente, les solides mous & lâches, de là peu sensibles & disposés à se gonfler soit par la graisse, soit par des humeurs aqueuses.

§. 70. Ces tempéramens sont souvent composés; quelquefois ils affectent le même sujet pendant tout le cours de sa vie, & souvent ils changent par la

---

Marginal notes:

Le tempérament cholérique.

Le tempérament mélancholique.

Le tempérament phlegmatique.

Variabilité des tempéramens.

maniere de vivre , par l'âge , le climat , &c. Les enfans tiennent ordinairement du tempérament phlegmatique ; le fanguin domine dans la jeuneffe ; le tempérament propre fe dif-
tingue à la fleur de l'âge ; de celui-ci
on paffe fouvent au mélancholique ;
& enfin , l'on finit , par où l'on a commencé , par le phlegmatique , qui eft
ordinaire à la vieilleffe , avec cette
différence , que les fibres , qui font
molles & lâches dans la jeuneffe &
dans le tempérament phlegmatique
proprement dit , font roides dans les
vieillards , par un effet naturel de la
vie même.

§. 71. En général , les bains , dont le
froid , ou la chaleur , furpaffe notablement la température du corps , font
contraires à toute forte de tempéramens à caufe des effets violens , que
caufe néceffairement le paffage d'une
extrémité à une autre (§. 27. 28. 34.
35. 47. 48.) ; ils ne peuvent être employés que pour des cas particuliers ,
ou certaines maladies (§. 76. 82. 86.
87. 88. 92. 93. 94. 95.).

§. 72. Les bains tempérés , tels que
ceux des rivieres , femblent convenir
à tous fans exception , puifqu'on voit
des perfonnes de toute forte de tempéramens en faire ufage impunément ,

même avec plaifir & fouvent avec de bons effets fenfibles.

§. 73. Les excès du chaud ou du froid nuifent fpécialement dans le tempérament fanguin, à caufe de la grande variabilité des fonctions, qui cauferoit des effets trop violens du chaud ou du froid exceffif.

Les bains tempérés, un peu froids, font principalement utiles à ceux de ce tempérament. Ils arrêtent, ou préviennent la raréfaction des humeurs & l'expanfion des vaiffeaux.

§. 74. Dans le tempérament cholérique, les bains froids (en exceptant toujours les degrés exceffifs §. 71.) font fort utiles, parcequ'ils rafraîchiffent le corps & calment l'impétuofité de la circulation.

Mais les bains chauds, en raréfiant les humeurs, augmentent l'émotion naturelle, en quoi péche ce tempérament.

§. 75. Toute forte de bains peuvent convenir aux mélancholiques, parce que la révolution des humeurs vers l'intérieur y ranime la circulation & débarraffe par là les vifceres, des matieres vifqueufes, propres à former des obftructions, excite les fécrétions, les excrétions ; mais furtout le bain froid convient à ceux, qui ont une partie des fibres relâchées ; & le chaud à ceux , qui ont tout le corps roide , comme la plûpart des mélancholiques. En général, les bains chauds, ou tiédes , font les plus propres à ranimer la circulation, à exciter les fonctions languiffantes, les fécrétions , les excrétions & à relâcher les fibres tenduës , en quoi péche ce tempérament. D'ailleurs , le plaifir, caufé par le mouvement ondulatoire de l'eau , y eft plus fenfible & par cela même ce bain eft encore plus capable de diverfifier les idées ; de détourner l'attention de celles, auxquelles ils font fixés , & de leur en fubftituer d'autres , relatives au plaifir du bain , qui agit par communication fur tout le fyftéme nerveux.

§. 76. Toute forte de bains continués long-tems font nuifibles aux phlegmatiques.

Les bains nuifent aux phlegmatiques.

Les bains chauds pourroient convenir aux vieillards, pour amollir les fibres , liquéfier les humeurs vifqueufes, ranimer la circulation, exciter les fécrétions , &c.

Le bain froid momentané tortifie les enfans.

Les bains froids momentanés, fouvent réïtérés (§. 56.) & continués par habitude font utiles aux phlegmatiques, aux perfonnes délicates & furtout aux enfans , dans cet âge tendre, où le corps eft fouple & fe prête le plus aifément à tout. Il devient principalement utile & presque nécessaire aux enfans, dont les aînés languissent, où sont morts de foiblesse, de convulsions, ou d'autres maladies, qui dépendent de foiblesse de tempérament & surtout lorsque les enfans sont eux-mêmes d'une complexion infirme & qu'ils sont nés de parens foibles & délicats.

Ce bain les fortifie & leur endurcit le corps contre le rhumatisme, les fluxions, la toux, la nodosité, ou la charte, la foiblesse des nerfs & divers accidens provenant de celle de leur complexion & de l'intempérie & de la vicissitude de l'air, des saisons & des climats.

La Médecine peut adopter une pratique, fondée sur des principes sûrs (§. 56. 58. 59.), selon lesquels la peau & le tissu du corps se fortifient ; ce qui est conforme à cet axiome, *l'habitude est une seconde nature* ; & à cette maxime *d'Ariftode*, *ab assuetis non est passio* ; & d'autant plus que cette pratique est adoptée par les meilleurs Médecins & confirmée chez divers peuples par quantité d'expériences, toujours couronnées par le succès, pourvu qu'on observe les précautions, que recommande le célébre *Locke*, qui a fortement insisté sur cette maxime, dans son Traité de l'*Education des Enfans.*

Ces précautions sont de commencer au printems, en se servant d'abord d'eau tiéde & puis toujours plus froide de quelques degrés chaque fois, jusqu'à ce que l'on emploie de l'eau tout-à-fait froide, dont on continuera à se servir sans interruption, hiver & été (Voyés les §. 56. 58. 59.).

Le frottement, qui se fait, en essuyant le corps, la température de l'air, où on remet ensuite les personnes, qu'on a baignées, empêchent toute action violente du froid.

ARTICLE III.

Des maladies, dans lesquelles le bain aqueux simple peut être utile.

Il est peu de maladies, où le bain n'ait été recommandé.

§. 77. SI l'on parcourt les Auteurs & surtout les Anciens, l'on trouvera qu'il est peu de maladies, dans lesquelles on n'ait vanté les vertus des bains, chauds, ou froids. Je me bornerai à déterminer les principaux cas, où l'on conçoit qu'ils doivent être utiles & où une expérience non équivoque a fait voir leur efficace. Je ne m'engage pas à citer toutes les autorités, sur lesquelles mes principes sont appuyés. La méthode conséquente, que je tâche de suivre par

tout, difpenfe de citations trop re-
cherchées.

§. 78. Les accidens & les maladies, qui proviennent de la raréfaction du fang, fe guériffent fouvent par les bains froids (§. 25. 27.) ; ainfi, l'engourdiffement, la laffitude, l'épuifement, l'infomnie, provenant des chaleurs de l'été, font fouvent foulagés par le bain froid, que le vulgaire même, par une efpece d'inftinct, emploie communément pour ce fujet. Dans tous ces cas, les fonctions du corps languiffent; les fécrétions, les excrétions (excepté la fueur), diminuent; les vaiffeaux gonflés & diftendus perdent la force de fe contracter, les organes des mouvemens tombent dans l'inaction, les fonctions de l'ame même, qui répondent fi fort à l'état des organes, font foibles & engourdies; alors, l'eau, par fon poids & par fa fraîcheur, ferre & contracte les fibres, les reveille de leur langueur, rend la confiftence aux humeurs, tempére l'ardeur du fang, empêche la diffipation des efprits animaux & rétablit, par ces moyens, les fonctions dérangées par une fuite de la raréfaction.

C'eft fur ces principes que M. le *Duc de la Force* fauva, par un bain d'eau froide, un Cavalier, qui fuccomboit aux ardeurs du foleil. Après le bain, il le fit mettre chaudement au lit & lui fit donner des fecours, au moyen defquels il recouvra fes forces.

On emploie auffi avec fuccès, les bains, ou les lotions des pieds, des mains, du vifage, & furtout l'immerfion de la tête dans l'eau froide, ou, avec plus de fûreté, une fimple fomentation du front, avec de l'eau froide, pour les maux de tête, les vertiges, la confufion des idées & autres embarras, provenant de la raréfaction des humeurs.

Mais, fi cette raréfaction eft trop confidérable & s'il y a beaucoup d'humeurs extravafées, le bain froid, une fimple lotion des mains, peut être pernicieufe, foit à caufe de la contraction des vaiffeaux, qui arrive, par communication, dans diverfes parties du corps (§. 30.). foit par la répercuffion des humeurs dans les parties internes, ou éloignées (§. 8. 27.), d'où pourroient réfulter des catarres, des inflammations aux yeux, des douleurs inflammatoires, &c.

§. 79. Les bains froids, de quelque durée & fouvent réitérés, conviennent dans les maladies provenant d'excès de la tranfpiration, ou de la fueur, qui eft elle-même une maladie, ou le

Le bain froid guérit les maladies provenans d'excès de la tranfpiration.

figne & l'effet d'une maladie (*a*). De
là furviennent fouvent d'autres maladies, comme la conftipation (*b*);
de même que l'inanition, relâchement, indigeftions, perte d'appétit,
retention d'urine, &c autant de maux
fouvent rébelles aux remédes ordinaires & qui ne peuvent guérir que par
le retour des humeurs vers l'intérieur.
C'eft ce que produit le bain froid
(§. 8. 9. 27. 31. 32.), dans ces différens cas; en fortifiant les folides, en
contenant les matieres, qui s'échap-
peroient par la tranfpiration & en
repouffant les humeurs vers l'intérieur,
il devient laxatif, ftomachique, diurétique, &c.

M. Stevenfon en donne un exemple
(*c*) dans une conftipation fort opiniâtre, dont fouffroit un homme âgé
de 77 ans, mais d'une bonne confti-
tution. Il avoit reffenti premierement
une legére douleur à la poitrine, dans
l'eftomac & les inteftins & il avoit le
ventre refferré. Il vomiffoit tout ce
qu'il prenoit, la douleur du ventre
augmentoit, le pouls étoit fort foible.
On lui donna des laxatifs, des émolliens & quantité de remédes, qui le
foulagerent feulement un peu, fans

Conftipation opiniâtre guérie par le bain.

(*a*) *Ubi fudor, ibi morbus. Hippocr.*
(*b*) *Cutis raritas, alvi denfitas. Idem.*
(*c*) Effais d'Edimbourg. Tom. VI.

lui rendre la liberté du ventre : fomentations, lavemens, bains chauds, tout fut inutile ; l'obstruction du canal intestinal subsista, la région hypogastrique devint dure & enflée, & les douleurs étoient portées à l'excès ; il survint de fréquentes sueurs ; enfin, la fiévre augmentoit & le malade étoit à l'agonie. Après toute sorte de tentatives inutiles, on eut enfin recours aux bains froids, d'après l'avis de M. *Stevenson* ; de deux en deux minutes, on versa sur le malade une écuellée d'eau froide, en commençant par les pieds & en remontant par degrés jusques vers l'os pubis. De tems en tems, on le faisoit promener ; quelquefois, on le faisoit tenir debout sur le plancher, qui étoit humide ; & souvent on lui faisoit plonger les pieds alternativement dans un vase plein d'eau froide. Il trouva que ce reméde lui donnoit de la force & du soulagement. Au bout d'une demi-heure, il recommença ses cris, il vomit, se trouva abbatu, ressentit plus de tension dans le bas-ventre qu'il n'en avoit eu auparavant & cette tension étoit accompagnée des plus cruelles tranchées. Immédiatement après cette attaque, 35 minutes après avoir commencé le reméde de l'eau froide, il rendit, par le fondement, quantité de matieres liquides,

mêlées

mêlées d'excrémens durcis. On aida les évacuations, par des laxatifs ; elles continuerent pendant trois jours , après quoi , la fièvre se dissipa & le malade se trouva entiérement soulagé.

L'esperance, que ce Médecin avoit conçue du bain froid, dans ce cas , étoit fondée sur d'autres succès par le même reméde. Il rapporte , dans le même mémoire , une observation du même genre , qui lui a été communiquée par le célébre Dr. *Pringle.*

§. 80. Le bain froid instantané , ou du moins d'assez courte durée , convient dans l'inaction & le relâchement des fibres & dans les maladies, qui en dépendent , comme la syncope , où l'inspersion d'eau froide au visage suffit ordinairement, la foiblesse des yeux, de la tête , ou *Celse* les vante beaucoup (*a*), la foiblesse des nerfs, des jointures, la charte , la paralysie , la constipation & la difficulté d'uriner, provenant de l'inaction des fibres des intestins & de la vessie , renduës quelquefois paralytiques par la distension , que cause la raréfaction des matieres flatueuses des premieres voies, ou par l'abondance des urines. Aussi, le Dr. *Stevenson* vante le bain froid comme le meilleur reméde , contre la difficulté

Le bain froid convient dans les cas de relâchement.

____

(*a*) L. 1 C. 1.

d'uriner, qui vient de ce qu'on a retenu les urines trop longtems. Dans tous ces cas, le bain restitue aux fibres le ton nécessaire pour exciter leur réaction contre les liquides, & faire les fonctions, qui leur sont propres. Personne n'ignore que la pratique des bains froids est ordinaire en Angleterre dans presque tous ces cas & particulierement dans la charte, soit pour la guérir, soit pour la prévenir, en procédant selon la méthode expliquée (§. 76.) & même en plongeant le malade, dès les premieres fois, dans l'eau froide, que j'ai vu réussir sur un enfant de Spa, qui, par les bains froids, a été tiré d'un état de langueur desespéré.

Dans quelques convulsions.

§. 81. Les maladies convulsives dependent souvent de la mobilité des fibres, foibles ou relâchées; dans ces cas, le bain froid est souvent efficace, comme on l'a éprouvé dans les crampes & dans quelques épilepsies. Si les solides étoient serrés & tendus, le bain froid pourroit être funeste par la violente action & réaction, qui irriteroient & augmenteroient les convulsions. Ainsi, il est important d'avoir beaucoup d'égard à la qualité des solides; les bains froids étant fort nuisibles dans la rigidité des fibres, parceque le propre de ces bains est de les tendre, ou de les roidir davantage, ce que le célébre Dr *Huxham* confirme par un exemple (*a*).

§. 82. Ce n'est pas seulement pour prévenir les engelures, auxquelles certaines personnes sont sujettes, qu'on peut leur conseiller, avant l'hiver, de se frotter les mains & les pieds avec de la neige, comme il a été remarqué par M. *Alary* (*b*); cette pratique seroit même continuée utilement pendant tout l'hiver. Mais le bain d'eau froide, la neige même, ou l'eau refroidie par la glace, convient aussi dans les engelures formées, pourvu que ce soit peu après l'effet du froid. Ce bain prévient les engelures en fortifiant les parties & les accoutumant à la rigueur du froid; & dans les engelures actuelles, il prévient les inconvéniens d'un dégel précipité, sçavoir le déchirement des vaisseaux & l'extravasion des humeurs, que cause le progrès, subit & inégal, de la contraction & de la distension alternatives des vaisseaux & l'inégalité de raréfaction & de condensation successive, dans les liquides. Cela se pratique communément & avec succès dans les régions du Nord. Mais, dans les cas, où le bain froid auroit été inutile & pour les engelures

Dans les engelures.

(*a*) Essais sur les fievres. Chap. III.

(*b*) Mem. sur les différentes especes de Repercussifs, pour le prix de l'Acad. Roy. de Chirurgie de l'an 1742.

formées avec déchirement des vaiſſeaux , le bain tiéde eſt utile pour
réſoudre & attirer les humeurs extravaſées (§. 86.

Le bain froid réſiſte à l'ex-travaſion des humeurs.

§. 83. Le bain froid , en contractant les vaiſſeaux , repouſſe les humeurs, réſiſte par là à leur extrava-
ſation & en empêche l'affluence dans
la partie baignée. Il convient donc aux
yeux avant l'inoculation de la petite
vérole & dans le premier état de cette
maladie , naturelle ou inoculée , non
ſeulement pour prévenir l'éruption
dans ces parties, mais encore pour les
garantir de la métaſtaſe de la matiere
purulente , d'où s'enſuivent preſque
toujours les taches & les autres accidens des yeux , que cauſe cette maladie. Il arrête & prévient les hémorrha-
gies, de même que les veſſies, l'enſlure ,
l'inflammation , qui ſuivent une legére
brûlure , coupure , meurtriſſure , con-
tuſion ; il peut auſſi guérir les entor-
ſes , les foulures , l'inflammation des
yeux , la ſtrangurie , &c , il ſuffit de
baigner d'eau froide , ou d'y plonger
les parties léſées.

Quoiqu'on ne manque pas d'occa-
ſion de remarquer les effets de l'eau
froide dans tous ces cas , je ne laiſſe-
rai pas d'en citer un exemple , qui
m'a été communiqué par un Médecin
de ce Pays , M. *Dellewaide.* Un jour

qu'il fe trouva dans l'Attelier d'un Forgeron, celui-ci fe déchargea fur le pouce de la main gauche un violent coup de marteau, qui le lui froiffa & en fit auffi-tôt ruiffeler un torrent de fang : fur l'autorité de *Vander Heyden*, il lui preffa le pouce pour aider à l'écoulement du fang, jufqu'à ce qu'il fe ralentit & que les parties léfées commençaffent à fe contracter. Alors, il fit apporter fucceffivement trois ou quatre feaux d'eau froide, où il lui fit plonger le pouce, qu'il banda enfuite fortement. Le fuccès de ce panfement fut tel que huit jours après, le Forgeron fe fervit de fon pouce comme auparavant.

Cependant, il eft des cas, où la répercuffion des humeurs feroit fort dangereufe, par exemple, dans la pléthore & lorfque les humeurs devroient regorger dans une partie obftruée, ou rongée par quelque âcreté, ou dans laquelle la circulation feroit fort lente par le peu d'action des vaiffeaux. La remarque, que j'ai faite, à la fin de l'article 78, a lieu également ici. Il ne fera pas inutile de rapporter une obfervation de ce danger, laquelle m'a été communiquée auffi par l'Auteur de la précédente. Une Femme fouffroit des pertes de fang, à la vérité fort modiques, mais incommodes par leur fréquent retour & par une chaleur locale. Un Conseiller mal-avisé lui indiqua un expédient très-propre à se rafraîchir; ce fut d'avoir dans sa boutique un seau d'eau froide , où elle trempoit une éponge , qu'elle s'appliquoit sans cesse , toutes les fois qu'elle croyoit n'être pas apperçue. La fin de ce conseil fut une inflammation à la matrice , dont elle périt.

§. 84. Le bain froid , souvent réitéré prévient & guérit l'hypochondrie, au moins celle, qui n'est causée que par de legéres obstructions & par une lenteur dans les humeurs, qui forme des embarras dans les visceres , dans les muscles & dans les extrémités des vaisseaux de tous les ordres, peut-être dans les nerfs mêmes. Dans cette maladie , où il convient de ranimer la circulation par toutes sortes de mouvemens , pour fondre les matieres épaisses & les dégager des parties , où elles croupissent , le bain froid , par le frémissement qu'il porte par toute la machine , par la révolution qu'il excite dans le systême de la circulation & par le ton qu'il restitue aux fibres , ranime la circulation, atténue les humeurs visqueuses , les force en partie à rentrer dans la masse du sang & en partie à être évacuées par les émonctoires , qui leur sont propres (§. 9 32. 79.).

§. 85. Le bain chaud est utile dans la même maladie, surtout si elle est accompagnée de spasme, d'une grande sécheresse ou rigidité des fibres, d'humeurs surabondantes sous la peau & entre les fibres charnuës; il produit dans les liquides une révolution (§. 8.), qui peut faire rentrer en partie dans la masse commune & en partie évacuer ceux, qui sont croupissans, ou extravasés, attendu surtout que ces matieres obstruantes deviennent plus liquides & plus coulantes par la raréfaction. Ce bain amollit les fibres, relâche la peau & les parties nerveuses (§. 43.) & fait transsuder, par les pores de la peau, des matieres visqueuses & salines, comme j'ai lu qu'il est arrivé d'une maniere fort sensible à un Hypochondriaque, qui, en sortant du bain, laissa l'eau chargée d'une matiere noire graisseuse, ce qui produisit son entiére guérison. D'ailleurs, le plaisir (§. 13.), qu'on ressent dans ce bain, est fort utile aux hypochondriaques.

Le bain chaud convient dans l'hypochondrie fort avancée.

§. 86. Dans divers cas, où il y a enflure, ou extravasation d'humeurs, & dans la plûpart desquels on auroit tenté inutilement le bain froid, les bains chauds sont quelquefois expédiens, comme dans les foulures, entorses, panaris, tumeurs, qui survien-

Le bain chaud convient souvent dans l'extravasion des humeurs.

nent aux engelures, meurtriſſures du viſage des enfans nouvellement nés, diverſes duretés de la peau, roideur des jointures, &c; il n'y a qu'à fomenter, ou baigner itérativement avec de l'eau chaude les parties affectées, & cela parceque le bain diſſout & fait tranſpirer les humeurs extravaſées, ou qu'il les rend plus coulantes & plus propres à rentrer dans le ſang par les vaiſſeaux, relâchés & ouverts en même tems par le bain; ou qu'il les fait venir à ſuppuration, ſi la corruption eſt trop avancée. D'ailleurs, ce bain eſt un bon palliatif, par le relâchement, qu'il procure aux fibres tenduës. C'eſt ſur ces principes que dans les douleurs vives inflammatoires rien n'eſt plus utile que des fomentations chaudes humides, comme dans la pleuréſie, dans les douleurs des lombes, &c; que dans l'ophthalmie on procure ſouvent la réſolution par des collyres ou des cataplaſmes émolliens; que dans le panaris, de ſemblables remédes, ſoit en forme de bains, ſoit en cataplaſmes, appliqués aſſez promptement, guériſſent en réſolvant, & appliqués ſeulement lorſque l'inflammation eſt trop avancée, ſoulagent en faiſant ſuppurer les matieres extravaſées.

Je connois deux perſonnes, qui, depuis pluſieurs années, ſouffroient

tous les hivers d'engelure aux pieds ;
ils l'ont prévenuë & même diffipée
par le bain chaud , pratiqué le foir
au tems qu'ils commençoient à ref-
fentir la démangeaifon , qui eft infup-
portable , furtout lorfqu'on eft au lit.
Ces effets font d'autant moins furpre-
nans , qu'au bout d'un certain tems il
ne s'agit plus d'ôter le froid actuel ,
mais d'en corriger les effets , qui font
l'extravafion & la corruption des humeurs , la tenfion , l'irritation , ou le
déchirement des fibres.

Le bain froid , pratiqué de tems en
tems après la cure , endurcit les pieds
& peut prevenir de nouvelles attaques
(§. 82.) & c'eft ce qui eft arrivé à
l'un des deux , qui font le fujet des
dernieres obfervations , depuis douze
ans qu'il eft guéri.

§. 87. Les bains chauds font utiles
pour réfoudre diverfes efpeces d'humeurs vifqueufes ftagnantes : en les
raréfiant , ils les rendent plus fluides ,
plus mobiles , & , en ouvrant les vaiffeaux , les font circuler plus librement ,
ou les évacuent par la tranfpiration ;
ils conviennent particulierement lorfqu'il y a une tenfion dans les fibres ,
lorfque le relâchement , au moins ,
n'eft pas univerfel , ni fort confidérable , & lorfqu'il n'y a pas de pléthore ; dans ces circonftances ils réüffiffent

ordinairement dans les obstructions de la matrice, suppression des régles, rhumatismes chroniques & gouttes vagues, sciatique, paralysie provenant d'obstruction, &c.

§. 88. Les bains chauds sont le reméde externe, qui convient le plus pour amollir la peau & procurer la liberté de la transpiration ; on peut donc les employer dans les endurcissemens de la peau ; ils peuvent aussi entrer dans les moyens qui conviennent pour préparer le corps à l'inoculation de la petite vérole & à la veille & au commencement de l'éruption tant de la petite vérole contagieuse que de l'artificielle ; & dans tout le tems de l'éruption lorsque les boutons percent difficilement, ou que l'inflammation des interstices des boutons est considérable ; par ce moyen, on rend la peau souple & molle & on diminue la difficulté de l'éruption ; ils sont surtout utiles aux personnes d'un certain âge & dans le cas, où la peau est un peu rude. Ils conviennent pareillement dans les maladies, qui proviennent de transpiration supprimée, ou d'humeurs vicieuses, propres à être évacuées par la transpiration & la sueur, parcequ'ils donnent de la fluidité aux matieres, qu'il faut évacuer ; qu'ils dilatent les pores & sont transpirer copieusement pendant leur opération & après qu'on en est sorti (§. 45.). Ils sont donc souvent utiles dans la démangeaison, la gale, les maladies vénériennes & dans presque tous les maux chroniques, qu'on a contractés par le contact ; comme le célébre *Hoffman* l'a éprouvé & le recommande dans plusieurs endroits de ses ouvrages. J'en ai vu aussi de grands effets dans des démangeaisons & dans des éruptions cutanées, rébelles aux remédes ordinaires. *Celse* & *Hoffman* en ont établi l'usage contre quelques vénins, comme ceux de la ciguë & des morsures des bêtes enragées, lorsque le mal n'est encore que dans son principe. Il seroit inutile d'avertir qu'il ne faut point négliger les ligatures & les scarifications aux parties morduës & qu'il y a d'autres remédes encore à employer selon l'exigence des cas.

§. 89. Les bains chauds conviennent dans les cas, où il faut faire dériver les humeurs dans quelque partie. Ainsi, les bains, qui n'affectent que la peau, comme les fomentations & la chaleur humide du lit & des vêtemens, non seulement facilitent l'éruption de la rougeole, de la petite vérole & d'autres maladies éruptives, en amortissant la peau (§. 88.), mais, en y dérivant une plus grande quantité

Ils font dé-
rivatifs.

d'humeurs, (§. 41. 42.), ils diminuent
aussi leur affluence dans les parties
internes; pareillement les bains im-
mersifs des pieds attirent vers les parties inférieures un plus grand nombre
de taches, ou de pustules. Par les
mêmes raisons, le bain des pieds est
un des meilleurs remédes pour rétablir le cours des regles supprimées, ou
du moins pour aider l'action des autres remédes. Le célébre Baron *Van
Swietten* (a) fait mention d'une pleurésie épidémique, qui se changeoit ordinairement en phrénésie si l'on n'alloit pas au devant par les bains des
pieds, par les épispastiques & en obli-
geant le malade à se tenir droit &c;
ces moyens déterminoient vers le bas
l'humeur inflammatoire, qui se feroit
portée au cerveau (b). C'est pour des
raisons semblables que les bains des
pieds font souvent utiles dans les maux
de tête, les délires & autres symptomes fébriles & dans d'autres incommodités chroniques; mais ces bains
doivent être tempérés & de peu de

(a) §. 772. De ses Commentaires sur Boerhaave
(b) On pourroit soupçonner que le bain n'agissoit
dans cette pleurésie qu'en calmant les spasmes, dans lesquels on voudroit supposer qu'elle consistoit. Mais l'Auteur eclairé attribue la phrénésie, qui y survenoit, à la
métastase des humeurs. En effet, si la maladie eut été
spasmodique ou nerveuse & si le bain n'eut prévenu
que comme antispasmodique, à quoi bon les vésicatoi-
res & l'érection du corps, qui auroient du augmenter
les spasmes par la tension & l'irritation des fibres ?

durée, de crainte qu'ils n'augmentent la fiévre (§. 42.).

§. 90. Les bains chauds agitent & raréfient les humeurs & excitent l'action des folides. Par là, ils font fouvent utiles dans la lenteur de la circulation & des fécrétions; ils excitent les excrétions, furtout de l'urine, par une certaine titillation des fibres externes & par les autres effets primitifs; l'on peut s'en affurer en fe mettant dans le bain chaud, où l'expulfion des urines ne tarde guères d'avoir lieu.

§. 91. Les bains chauds, fuivant *Celfe* & d'autres Auteurs refpectables, font très-falutaires dans les affections fpafmodiques & les irritations des nerfs, dans les maux de reins, les douleurs de gravelle, la néphrétique, les coliques nerveufes, les fpafmes de la veffie, les contractions des nerfs. Leurs effets paroiffent dépendre du relâchement des fibres nerveufes de la fuperficie du corps, relâchement, qui fe communique à tout le fyftême nerveux (§. 43.).

§. 92. Dans les cas, où il y a amas d'humeurs froides, qui croupiffent par leur ténacité ou par la contraction & la rigidité des vaiffeaux, les bains d'immerfion fuffifent rarement; il faut rendre l'eau plus active, plus pénétrante, & en augmenter la permiffion sur la partie malade, il faut recourir aux douches (§. 51.), dont les effets sont presque immanquables dans tous les maux chroniques, qui dépendent de cette cause, tels que sont les tumeurs des articulations. Le célébre *Van Swietten* fait l'éloge de cette pratique & la confirme par l'expérience, qu'il en a faite sur des tumeurs invétérées aux genoux, où elles sont ordinairement fort opiniâtres ; il en a quelquefois traité, qui n'avoient cédé à aucuns remédes & qu'il guérissoit heureusement par les douches d'eau chaude (*a*).

Les bains de vapeur sont prererables dans la rigidité & l'endurcissement des parties assez superficielles,

§. 93. Les bains de vapeurs (§. 52.) sont infiniment supérieurs à tous les autres remédes dans les maladies provenant de la rigidité ou de l'endurcissement de la peau, ou d'autres parties, sur lesquelles l'eau peut porter son action, comme dans l'immobilité des articulations, dans les affections chroniques, dont la matiére peut être évacuée par la sueur, comme dans des douleurs rhumatiques ou goutteuses, à la suite des remédes généraux, dans quelques paralysies, &c. On peut employer aussi le bain de vapeur dans divers cas (§. 87. 88. 90. 91.), où le bain d'immersion n'auroit

____

(*a*) Comment. §. 127.

pu suffire, ou lorsqu'il seroit nuisible par la pression; souvent même il est très-efficace dans des cas (§. 92.), où la douche auroit été infructueuse. M. *Van Swietten* parle d'une anchilose du coude, occasionnée par la rigidité des ligamens & qui a été guérie par la vapeur de l'eau chaude, dirigée, pendant deux mois, une heure par jour, sur la partie affectée. J'en ai vu le même succès dans l'enroidissement des jointures d'un doigt.

M. *Curzio*, Médecin de Naples, a donné une dissertation sur une maladie, qui consistoit dans l'endurcissement de la peau, & pour laquelle on avoit d'abord employé les bains d'immersion; mais le malade n'avoit pu les supporter. On eut recours aux bains de vapeurs, qui, secondés par quelques autres remédes, produisirent une guérison parfaite. La singularité du cas & le rapport de cette cure avec mon sujet m'engagent à en donner le précis, d'après le *Journal des Sçavans*, Dec. 1755.

„ Une jeune Fille âgée de 17 ans
„ arriva à l'hôpital des incurables de
„ Naples dans un état singulier; elle
„ avoit par tout le corps la peau dure
„ comme du bois, ou comme un cuir
„ de vache; cependant, les actions des
„ muscles s'exécutoient avec liberté
„ parceque les articulations obéis-

,, foient aux mouvemens. Si quelque
,, partie y réfiſtoit, ce n'étoit qu'à
,, caufe de la dureté & de la tenſion
,, de la peau. Ainſi celle des lévres
,, étoit ſi refferrée qu'elle nuiſoit con-
,, ſidérablement au mouvement de la
,, machoire & que la bouche ne s'ou-
,, vroit que trés-difficilement. Il en
,, étoit de même des paupiéres. La
,, langue étoit ſi dure & ſi rétrecie
,, qu'elle ne pouvoit ſe dilater & ſe
,, porter en avant. Elle étoit de figure
,, à peu prés cylindrique, de maniere
,, que la malade pouvoit à peine faire
,, la déglutition des alimens ſolides &
,, qu'elle ne parloit qu'avec difficulté.
,, Quand on touchoit la peau, on la
,, trouvoit moins chaude que dans l'é-
,, tat naturel; quand on la prefloit avec
,, l'ongle ou avec une épingle, la ma-
,, lade ſe plaignoit qu'on lui faifoit
,, beaucoup de mal, comme ſi on lui
,, arrachoit la peau, la refpiration étoit
,, libre, la digeſtion ſe faifoit bien, les
,, excrétions naturelles s'exécutoient
,, facilement. Les urines excédoient
,, la quantité de la boiſfon & étoient
,, fort falées; la tranfpiration ſenfible
,, & infenfible totalement fupprimée;
,, le fommeil tranquille. Elle déclaroit
,, que la maladie avoit d'abord com-
,, mencé par le col, qu'elle fentit alors
,, plus roide qu'à l'ordinaire, que le
                              ,, mal

„ mal s'étendit ensuite au visage , &
„ qu'enfin , sa peau s'endurcit par tout
„ le corps. Elle assuroit n'avoir été at-
„ taquée précédemment d'aucune ma-
„ ladie. Et d'ailleurs , elle n'avoit point
„ encore eu ses règles. Le singulier est
„ que la peau , toute endurcie qu'elle
„ étoit , ne se trouvoit pas privée de
„ sentiment , & c'est en quoi cette ob-
„ servation diffère de celles , qui sont
„ rapportées par quelques Auteurs
„ sur l'endurcissement de la peau. . .
„ . . . .
„ L'Auteur attribue la cause de la
„ maladie à un resserrement tonique
„ de toute la membrane nerveuse de
„ la peau , des tuyaux excrétoires , des
„ glandes miliaires & sébacées & des
„ vaisseaux de la transpiration . . . .
„ la suppression des règles , comme
„ cause éloignée. . . . .
„ suivant les vues , qu'il se proposoit ,
„ il s'agissoit d'amollir la peau & de
„ rétablir la transpiration sensible &
„ insensible. L'auteur se détermina
„ pour les bains , dont l'efficacité étoit
„ constatée par les suffrages des Mé-
„ decins anciens & modernes. Cepen-
„ dant , la malade ne put les suppor-
„ ter , elle ne pouvoit y rester une
„ demi-heure , sans éprouver des an-
„ goisses & un mal-aise général. Il lui
„ sembloit que sa peau se retiroit da-

,, vantage, qu'elle sentoit une plus
,, grande oppression à la poitrine &
,, aux visceres du bas-ventre. Enfin,
,, la peau conserva toujours le même
,, degré de dureté. Après le septiéme
,, bain, tous les symptomes augmen-
,, terent, & la malade ressentit un res-
,, serrement spasmodique dans les mus-
,, cles des bras & des jambes. M.
,, *Curzio* se persuada alors que ces
,, mauvais effets ne pouvoient prove-
,, vir que de la pesanteur de l'eau....
,, .. Il conclut que la vapeur de l'eau
,, n'avoit pas le même inconvénient
,, que le bain, & sa conjecture fut
,, bien-tôt confirmée par le succès. La
,, malade n'étoit encore qu'au sixiéme
,, bain de vapeur, lorsqu'elle com-
,, mença à transpirer & qu'on apperçut
,, une espece de sueur, à la poitrine,
,, aux aisselles, & sous les genoux. La
,, sueur augmenta ensuite de jour en
,, jour, le peau ne parut pas si rude,
,, mais toujours aussi dure qu'aupara-
,, vant. Les urines devinrent plus
,, claires & la malade conserva son em-
,, bonpoint; ce qui fit observer à l'Au-
,, teur que non-seulement l'eau amol-
,, lissoit la peau & facilitoit la transpi-
,, ration, mais qu'elle s'introduisoit en-
,, core par les pores. Les bains de va-
,, peur furent continués vingt jours,
,, au bout desquels la sueur devint con-

„ tinuelle. L'Auteur fit prendre alors
„ à la malade une chopine de petit-lait
„ tous les matins, suspendit les bains
„ pendant quelques jours, & les lui
„ fit reprendre ensuite, lui fit faire
„ une saignée du bras & la mit à l'usage
„ d'une ptisane sudorifique & la tint
„ toujours à un degré de chaleur con-
„ venable. Par tous ces secours réünis,
„ l'amollissement de la peau, qui ne
„ s'étoit encore manifesté qu'aux jam-
„ bes, s'étendit aux cuisses & ensuite
„ aux bras. Ce traitement avoit déjà
„ duré cinq mois, lorsque l'Auteur
„ impatient imagina de recourir à un
„ reméde plus efficace, le mercure
„ crud pris à l'intérieur. . . . . . „
par son usage, continué pendant
quatre mois, la peau s'amollit, il
survint une sueur gluante, & à la
fin ” on apperçut sur la peau une es-
„ pece d'éruption, qui se changea en
„ pustules & causoit à la malade une
„ ardeur & une démangeaison insup-
„ portables . . . . „ dont elle fut
soulagée par des délayans & des su-
dorifiques. ” Vers la fin de Mai (ou
„ deux autres mois après) la peau fut
„ entiérement nette de pustules &
„ avoit acquis toute la mollesse né-
„ cessaire pour que la malade put se
„ lever, se baisser & exercer les au-
„ tres actions méchaniques. Pour lui

„ rendre toute fa foupleſſe & rétablir
„ l'embonpoint, il la mit à l'uſage du
„ petit lait pendant quelque tems &
„ parvint à bout de cette guériſon ,
„ qui méritoit d'être renduë publique.

Il y a dans cette obſervation , quelques réflexions à faire ſur l'action des bains. 1°. Il paroit que dans certains cas , les bains d'immerſion ſont inſupportables à cauſe du poids de l'eau. 2°. Que le bain de vapeur , qui eſt exempt de cet inconvénient , eſt plus pénétrant & plus actif, comme on l'a montré cy-deſſus. 3°. Qu'à l'égard de cette maladie en particulier , le bain de vapeur excita bientôt la tranſpiration & la ſueur , adoucit la peau , empêcha le deſſéchement par l'introduction des particules aqueuſes dans les pores & amollit la peau des jambes. 4°. Qu'il ne s'agiſſoit , pour la cure complette , que d'une continuation des mêmes effets & par conſéquent du même reméde , qui , ſans le ſecours de toute eſpece d'autres , eut pu ſatisfaire à toutes les indications. 5°. Qu'ainſi , le mercure ne fit qu'achever ce qu'avoient commencé les bains de vapeur ; que tout au plus il abrégea la cure , pour laquelle probablement il n'eut pu ſuffire , s'il eut été donné avant que le corps y ſut préparé par ces bains.

§. 94. Il eſt aſſez ordinaire d'employer les bains chauds pour guérir la paralyſie & l'on y réüſſira toutes les fois qu'elle dépendra de quelque matiere obſtruante, que le bain peut réſoudre (§. 87.). Dans ces cas, l'on préfére avec raiſon les bains aromatiques ou les eaux thermales, aux bains ſimples & les bains de vapeur ou la douche aux bains d'immerſion.

Mais, ſi la paralyſie provient de toute autre cauſe, ſurtout s'il y a engorgement à la tête, ou s'il y a un affaiſſement conſidérable des fibres, le bain chaud peut devenir funeſte, en tant qu'il augmente le relâchement, dans lequel conſiſte cette maladie. J'en vis, l'an 1755, les mauvais effets ſur un malade, qui préféra à mon ſentiment celui d'autres Médecins, qui lui avoient conſeillé d'aller aux bains d'Aix-la-Chapelle, ſur le rapport vague des cures que les bains opérent ſouvent dans des paralyſies, ſans que la plûpart diſtinguent entre les cas, où ils ſont favorables, & ceux, où ils ſont nuiſibles. Le malade, dont je parle, étoit d'un tempérament phlegmatique, il étoit naturellement pâle, maigre, & il avoit les fibres relâchées; il avoit toujours vecu ſobrement; il étoit âgé de 74 ans, lorſqu'il fut frapé de paralyſie, ſans aucune cauſe connuë; elle

paroiſſoit n'être qu'un ſurcroit du relâchement, qui lui étoit naturel. Après
avoir reçu quelque ſoulagement des
remédes, ou de la nature, il voulut
eſſayer les bains, malgré les raiſons,
que je lui avois oppoſées & quoique
je lui en euſſe même prédit les mauvais effets. S'étant baigné quelquefois,
il fut atteint, dans le dernier bain,
d'une iſchurie, ou d'une ſuppreſſion
de la plus grande partie de ſes urines,
& d'une ſtrangurie, ou d'écoulement
d'urine goutte à goutte; ces accidens
provenoient d'un relâchement au col
& probablement auſſi au corps de la
veſſie, c'eſt à dire, qu'ils étoient cau-
ſés par le progrès de la paralyſie; il
revint ici dans cet état, & mourut
au bout de quelques jours.

Le bain froid eſt bon contre la paralyſie.

Mais, lorſqu'on a eſſayé en vain les
autres remédes & même les bains
chauds, l'on peut ſouvent recourir
aux bains froids (§. 80.), dont le propre eſt de rétablir le reſſort des fibres
relâchées, d'exciter une petite fiévre,
ou une agitation dans les humeurs
(§. 9. 27. 30. 33.) & dont *Cælius Auré-
lianus*, *Vander Heyden*, *Pitcarn*, *Floyer*,
Mead & d'autres bons Praticiens auto-
riſent l'uſage. Enfin, c'eſt le ſentiment
de M. *Van Swietten* (a), qui recom-

(a) Comment. §. 1069.

mande de plonger le corps du malade
tout à coup dans le bain & de l'en retirer auffitôt, afin que le froid extraor-
dinaire ne pénétre pas trop dans l'intérieur, après quoi, il faut mettre le
malade chaudement au lit. Le corps,
étant ainfi endurci au froid, peu à
peu, on devient capable de prendre
le bain plus fouvent & de le fupporter plus longtemps (§. 59.), quoique
je préférerois au bain continué, le bain
froid inftantané (pour des raifons ex-
pofées §. 56.)

§. 95. Le bain froid eft un reméde
fouvent efficace dans la folie & la manie; j'ai l'idée de l'exemple d'un Ma-
niaque, qui fut fubitement guéri par
une douche, ou une cafcade d'eau
froide. Il eft plus ordinaire de plonger le malade dans la mer, ou dans
une riviere, jufqu'au deffus de la
tête & de l'y tenir pendant 5 ou 6
minutes, plus ou moins, fuivant fes
forces, mais toujours jufqu'à ce que
la défaillance arrive. On excite d'un
côté une commotion univerfelle dans
le corps, un rafraîchiffement, une lenteur dans la circulation, une révolution dans les humeurs, un reflux fubit
des efprits animaux vers leur principe;
on réprime la fougue de ces efprits,
dont le cours irrégulier dépravoit les
idées; autant d'effets, qui peuvent

Le bain froid
eft efficace
dans la folie
& la manie.

détourner , ou corriger la cause du mal. D'un autre côté , la perte de tous les sens suppose un changement dans leurs organes ; & par conséquent, on peut changer l'habitude , que ces malades ont de confondre les objets dans l'imagination ; confusion , qui causoit le délire opiniâtre & borné , dans lequel consiste cette maladie. A chaque fois que l'on réitére le bain , il en reste quelque impression dans le corps ; après chaque bain , les idées pourront changer de quelque degré ; elles pourront enfin revenir , comme si cet homme renaissoit ; il en formera , qui auront rapport avec les changemens arrivés dans les organes , ou avec le danger qu'il vient d'essuyer , ou avec d'autres circonstances , qui n'auront plus de ressemblance avec celles du délire passé. Cette méthode , qui a réussi quelquefois , qui est adoptée par de grands Praticiens , que *Van Helmont* entr'autres assure ne lui avoir jamais manqué , excepté lorsqu'on retiroit le malade trop promptement , de crainte qu'il ne fût suffoqué , & qui ne paroit point périlleuse , puisqu'on a plusieurs exemples de personnes submergées , pendant des heures entieres , &, pour ainsi dire , ressuscitées, cette méthode, dis-je, peut être employée , quand on a épuisé les moyens les plus raisonnables. *in extremis extrema tentanda.*

§. 96. L'on a sur-tout remarqué des effets presque immanquables de l'immersion pour la cure prophylactique de l'hydrophobie (*a*). Après avoir premierement scarifié la plaie & y avoir appliqué des ventouses, il conviendroit de plonger le malade dans l'eau chaude, pour exciter la sueur, fomenter la plaie & en faire transpirer le virus (§. 88.), conformément à la doctrine de *Celse.* Ensuite, il faudroit employer le bain d'eau froide, le réitérer plusieurs fois & y joindre les menaces & un appareil, qui intimidât le malade, afin de produire une grande révolution dans les fonctions, tant de l'ame, que du corps.

L'on ne peut disconvenir que le bain n'agisse utilement dans ce cas, selon ses loix primitives, par exemple, en pressant, repoussant, condensant & agitant les humeurs; en effet, les matieres âcres glaireuses & la bile noire, qu'on a souvent remarquée vers

Le bain est le remede préservatif de la rage.

(*a*) On connoît présentement l'efficacité du mercure pour le traitement de la rage; mais n'y auroit-il pas des cas, où les bains devroient être préférés au mercure; & principalement ne seroit-il pas à propos de combiner ce remede avec les bains, dont a vertu contre cette maladie n'a pas moins paru dans diverses occasions? tout au moins, la connoissance des guérisons opérées par leur moyen, prouve que les *bains de mer* ne sont pas simplement *des palliatifs, bons pour calmer l'imagination & dont on ne doit rien attendre de plus,* comme on l'a avancé, Mém. de Trévoux. Sept. 1756.

l'eſtomac & dans la véſicule du fiel des hydrophobes & qui cauſe probablement en partie leur averſion pour l'eau & les liquides, dont l'aſpect ſeul les fait entrer dans des convulſions, ces matières peuvent ſe détacher par la révolution des humeurs, ſe diſſoudre par l'eau avalée & s'évacuer par le vomiſſement, qui arrive preſque toujours aux perſonnes ſubmergées, qui échappent à la mort. L'eau avalée peut auſſi prévenir cette ſoif incommode, qui accompagne l'averſion pour les liquides; enfin, tous les effets primitifs & généraux peuvent concourir, de diverſes manières à la guériſon.

Il agit ſurtout ſur l'imagination. Mais il eſt inconteſtable que l'effet, que ce bain produit ſur l'imagination, eſt la cauſe principale de ſon efficacité, puiſqu'à moins d'occaſionner une grande terreur, on ne prévient pas le danger, comme pluſieurs exemples en font foi. *Tulpius*, exact & fidele obſervateur, aſſure que d'un grand nombre de perſonnes, morduës par des bêtes enragées, il n'en a jamais vu, qui jettés aſſez promptement & hardiment dans l'eau de la mer, ayent été atteints d'aucun ſymptome d'hydrophobie; mais que ce reméde négligé, ou adminiſtré avec trop d'égard & de timidité, ne produit pas les mêmes effets. Il cite le cas d'un Batelier féptuagénaire , mordu par un chien enragé & que , par égard pour fon grand âge , on ne plongea que legérement dans un fleuve , comme fi l'on eut voulu feulement le laver ; tout ce qu'il y gagna fut d'être en état de boire , mais il n'en mourut pas moins hydrophobe. *Van Swietten* rapporte qu'un homme , mordu par un chien enragé , fit enfuite naufrage & s'en tira en faifant pour le moins trois milles à la nage. La confiance , qu'il avoit dans l'art de nager , ne devoit pas lui donner la terreur , qu'infpire l'immerfion à ceux , qui n'ont pas cette reffource. Auffi , mourut-il hydrophobe.

§. 97. Lorfque l'hydrophobie eft déjà formée , le cas eft à peu près defefpéré ; cependant , l'immerfion peut encore être utile , pourvu qu'il n'y ait pas de grande inflammation ; il faut plonger l'hydrophobe au plutôt dans l'eau avec les menaces les plus terribles & l'appareil le plus frapant , afin de repouffer la force par la force ; de dompter l'averfion , que la maladie donne pour les liquides , en affujettiffant le malade à en fupporter la vuë ; de le faire boire malgré lui ; d'étancher fa foif & de familiarifer fon imagination avec l'eau ; aprés quoi la cure eft fort facile. C'eft le reméde unique , qu'on avoit du tems de *Celfe*, &, après lui,

on a eu quelques exemples de succès de la part de ces immersions. *Van Helmont* en rapporte un ; & dans l'Hist. de l'Acad. Roy. des Sciences, année 1699, il est dit qu'on a cité à l'Académie nombre de gens, à qui on avoit ôté l'horreur de l'eau en les accablant d'une grande quantité d'eau & entr'autres un homme, qu'on avoit lié à un arbre & à qui on avoit jeté sur le corps deux cent seaux d'eau sans autre préparation. On y ajoûte l'exemple ,, d'une jeune fille de 20 ans, qui
,, avoit été morduë à la main par un
,, petit garçon enragé. Elle eut tous
,, les accidens de la rage, & enfin,
,, seize jours après la morsure, on s'a-
,, visa de la baigner dans un grand
,, bain d'eau de riviere, plus froide
,, que chaude, où l'on avoit fait dis-
,, soudre un boisseau de sel. On l'y
,, plongeoit toute nuë & on l'en reti-
,, roit à diverses reprises ; & après qu'on
,, l'eut extrêmement tourmentée de
,, cette façon, on l'assit dans le bain
,, & toute étourdie. Quand elle vint
,, à regarder l'eau, où elle étoit, elle
,, fut étonnée qu'elle la voyoit sans
,, émotion. Après cela, sa maladie ne
,, fut plus qu'une maladie ordinaire.
,, Il lui vint de la fiévre, que l'on
,, traita selon la méthode commune.
,, Elle avoit de fréquentes envies de

„ vomir, & les vomiſſemens la ſoula-
„ geoient ; on aida à la nature. On la
„ remit pluſieurs fois dans le bain.
„ Enfin, on la guérit parfaitement &
„ la maladie entiere ne dura guères
„ plus d'un mois.

Le bain chaud, ſuivant *Celſe*, eſt un reméde propre aux accidens, qui pourroient s'enſuivre du bain froid.

§. 98. Il ſeroit inutile de vouloir expoſer tous les cas, où les bains peuvent être employés utilement. Le ſuccès dépend entiérement des circonſtances. Dans les cas mêmes, où ils ont déjà réüſſi, il ne faut point les preſcrire au hazard, comme le faiſoit ce célébre Empyrique *Muſa*, qui, après avoir guéri par le bain froid *Ceſar Auguſte*, donna la mort à *Marcellus*, gendre de cet Empereur, par le même bain, qu'il ordonnoit ſans connoiſſance, ni des cauſes des maladies, ni des effets du bain. Ainſi, pour rendre les bains ſalutaires, il faut, de même que pour la pratique des autres remédes, avoir moins d'égard au nom qu'à la nature du mal, & juger des effets, que le bain doit produire dans ces maladies, par les effets primitifs, appliqués aux cas ſinguliers.

§. 99. En général, il eſt prudent de tenter le bain dans diverſes maladies chroniques, rebelles aux remédes ordi-

Attention néceſſaire pour la pratique des bains

Le bain peut être utile dans les maladies rebelles.

naires & dans lefquelles on a eu quelquefois des exemples de leur efficace, comme dans les fiévres intermittentes, où *Celfe* recommande les bains chauds pendant l'intermittence; le célébre Dr. *Huxham* n'a trouvé rien de plus fûr pour prévenir les rechutes de celles des années 1734 & 1735, que l'ufage journalier des bains froids, avec un certain régime (*a*); les bains chauds . & les bains froids ont été les uns & les autres utiles dans la fciatique, à la fin des rhumatifmes, dans la goutte même hors des accès, dans le fcorbut, & dans la plûpart des maladies, pour lefquelles on emploie ordinairement les eaux thermales; l'on pourra fe décider fur le choix, par une jufte application des principes généraux (I. Partie.).

Enfin, les bains, chauds, ou froids, felon les circonftances, pourroient convenir dans des maladies defefperées & guérir, foit par l'ébranlement & la commotion, qu'ils produifent dans toute l'œconomie animale, foit par d'autres effets imprévus; *fæpe anceps remedium melius eft quam nullum.*

§. 100. Mais il faut être fort circonfpect dans l'ufage d'un tel reméde, qui, dans la plûpart des maladies, n'eft pas indifférent. Il ne fuffit pas,

Les bains font nuifibles dans diverfes maladies.

(*a*) Effais fur les fiévres, Chap. 1.

pour le preſcrire, d'en avoir quelques expériences hazardées ; ſi l'on vouloit par exemple, ſur le rapport de quelques Auteurs, entreprendre par le bain froid la guériſon des rhumatiſmes, avant d'avoir employé les remédes généraux, ſi l'on vouloit tenter la même voie contre les fiévres, les épilepſies, les dyſſenteries, &c, on feroit plus ſûr de voir empirer ces maux que de les guérir. L'on a aſſez reconnu, malgré quelques ſuccès, que le bain froid étoit ſouvent inutile ou nuiſible dans tous ces cas ; & il y a plus d'expériences, qui prouvent que le froid a cauſé la fiévre, le rhumatiſme, &c, aux perſonnes noyées & autres, qu'il n'y a de conjectures, d'ailleurs vagues & incertaines, que ce bain ait été avantageux dans ces maladies. Je doute qu'une méthode, qu'on m'a aſſuré être pratiquée en Ruſſie, communément & avec ſuccès, dans les fiévres chaudes & dans diverſes incommodités chroniques, laquelle conſiſte à plonger le malade dans l'eau la plus froide ou à l'enfoncer dans de la neige, ou ſous la glace, & à le remettre enſuite dans un four, ou dans une place chauffée par pluſieurs poëles, je doute, dis-je, que cette méthode ne ſoit un *quitte ou double*, ou qu'elle ne fût au moins pernicieuſe chez des peuples accoutumés à des mœurs, ou à un climat moins rude. Au reste, comme le méchanisme des bains & leurs effets primitifs n'ont pas été suffisamment connus par ceux qui rapportent ces cures, ils n'ont pu avoir des principes assurés sur leur usage dans ces maladies. Ainsi, l'on doit au moins conserver quelque scrupule sur ce moyen dangereux de les traiter jusqu'à ce que par une plus parfaite connoissance de la maniere d'agir des bains, l'on puisse discerner les conditions, qui rendent quelques maladies curables par cette voie & que les expériences, qu'on a sur les effets des bains, soient mieux constatées, sans quoi l'on court risque d'attribuer au bain ce qui n'est dû qu'à la nature, ou à certaines circonstances.

F I N.

ARTICLE

ARTICLE

Sur les Eaux Thermales de Chaufontaine, à deux licues de Liege.

LEs Bains de Chaufontaine étant de jour en jour plus fréquentés par les Etrangers de diftinction, qui y paffent en fe rendant aux Eaux de Spa & principalement par la Nation Liégeoife, à laquelle leur proximité de la Capitale doit les rendre extrêmement précieux, l'on a cru rendre un fervice au public en lui communiquant quelques particularités fur leur découverte, leur analyfe & leurs vertus.

Ces bains font des eaux empreintes de principes ful-

phureux , falin & terreux ;
mais c'eft moins de ces matieres que des effets propres de
l'eau, que dépendent leurs principales vertus; comme on l'a in-
diqué dans les *nouveaux Amu-*
femens des Eaux de Spa ; Ainfi,
la plûpart des effets , qu'on
peut s'en promettre, s'expli-
quent aifément par ceux des
bains d'eau fimple d'un égal
degré de température, & par
les régles établies dans la
Differtation des Bains d'eau
fimple. Ce qui fuit, eft tiré du
Journal Encyclopédique , du
1 de Juin 1756, immédiatement après l'analyfe du *Traité*
des Eaux minérales de Spa,
comme étant deux matieres
liées intimement enfemble.

APrès avoir rendu compte des Eaux de Spa, il étoit d'autant plus naturel de parler de celles de Chaufontaine, que plusieurs habiles Médecins, en ordonnent l'usage, comme une préparation très-utile & même nécessaire pour le succés de celles de Spa, qu'on prend ordinairement à différentes reprises; c'est principalement dans ces tems intermédiaires qu'on ordonne celles que nous allons faire connoître.

Si les Eaux Thermales de Chaufontaine ne font pas aussi généralement connues chez l'Etranger, que plusieurs autres sources qu'on vante tant, & qui peut-être ont beaucoup moins de vertu, on ne doit l'attribuer qu'à des causes qui n'influent point sur leur mérite : la découverte n'en est point ancienne; on avoit long-tems négligé d'y faire les établissemens convenables pour les accréditer, & pour y attirer l'Etranger; les habitans de ce Pays, éloignés de tout ce qui peut avoir un air de *Charlatanerie*, n'ont point cru devoir prendre à leurs gages chez différentes Nations des Médecins pour les faire valoir, & pour y envoyer des malades; pratique indigne, & qui n'est cependant que trop à la mode. On observera encore que les Eaux Thermales d'Aix-la-Chapelle étant beaucoup accréditées, & n'étant éloignées de celles-ci que de 8 lieuës, cette confidération avoit détourné les Propriétaires des Eaux de Chaufontaine, de faire valoir ce précieux avantage, comme aufli la crainte de faire à pure perte des dépenfes confidérables.

Leur découverte.

Au commencement de ce fiécle, on voyoit dans un vallon, qui n'eft qu'à deux lieues de Liege, une prairie d'où fortoient quelques petites fources d'eau chaude, formant de petits ruiffeaux, qui, après y avoir ferpenté, alloient fe jeter dans la riviere de *Vefdre* qui l'arrofe. Un particulier ayant remarqué que ces eaux étoient véritablement Thermales, & qu'elles pouvoient être très-utiles à la fanté, obtint du Proprietaire de cette prairie, la permiffion de conftruire fur la partie qui eft au bord de la Riviere, une efpece de hute avec deux Cuves enfoncées dans la terre, & propres à recevoir les différens filets d'eau qui fe perdoient. Dès lors, les habitans du hameau & des environs, s'y rendirent pour en profiter, & pour y recevoir du foulagement ; les Liégeois y chercherent avec fuccès la guérifon de quelques infirmités ; le bruit s'en répandit ; cette nouveauté frappa ; & comme la Police de ce Pays, & les Conftitutions de

l'Etat, n'admettent rien qui puiſſe occaſionner la moindre ſurpriſe, la Cham-
bre des Comptes du Prince-Evêque
de cette Ville, de concert avec ſon
Illuſtre Chapitre, y envoya une Dé-
putation ſolemnelle ; on y fit toutes
les recherches convenables & tous les
travaux néceſſaires qu'on pouſſa dans
d'autres endroits de la même Prairie,
que ceux où avoient paru les premieres ſources. On ſuivit pas à pas la nature, & on la ſurprit, pour ainſi dire,
ſur le fait ; on découvrit alors une nouvelle ſource d'Eau Thermale ſi abondante, qu'en 6. à 7. minutes, elle rem-
pliſſoit un baſſin de 18 pieds en quarré.

Peu de jours après cette découverte, l'on vit dans cette Prairie & aux
environs, une quantité prodigieuſe de
tentes pour ſervir d'aſyle, non-ſeule-
ment aux malades qui venoient y cher-
cher du ſoulagement, mais encore à
une foule de Curieux, qui s'y rendoient
pour admirer ce nouveau bienfait de
la Nature.

Les Eaux de cette nouvelle ſource
étant parfaitement Thermales & Bal-
néables, elles furent d'abord reputées
faire partie des Domaines du Prince,
& le propriétaire du fond les tint de
S. A. par accenſe, à condition qu'il y
feroit inceſſamment conſtruire des
Bains, des Logemens commodes, &

tout ce qui pourroit contribuer à rendre ce féjour utile & agréable.

Analyfe des eaux de Chanfontaine.

Dans ces circonftances, le College des Médecins de la ville de Liege nomma des Commiffaires pour examiner la fource & la nature de ces eaux. Après les attentions les plus fcrupuleufes, toutes les précautions imaginables, & les préparations les plus fideles, ils ont trouvé par le réfultat de l'Analyfe des expériences faites fur le fédiment de ces Eaux, & fur la réfidence après l'évaporation, qu'elles font impregnées de Mars & de Souffre, & qu'elles font chargées d'un Sel Alkali adouciffant, & très-bonnes à pren

Leur ufage interne.

dre dans les maladies caufées par un acide auftere & coagulant, comme font les affections hypocondriaques & le fcorbut, dans les crudités de l'eftomac, les obftructions du mefentere, du foie, de la rate & autres vifceres du bas-ventre, la gravelle, l'afthme humoral & autres maladies de la poitrine, comme auffi dans celles où les principes actifs de la maffe du fang font déprimés, &c.

Maladies, où fes bains font falutaires.

A l'égard des Bains de cette fource, des expériences fréquentes & heureufes de concert avec les réfolutions chymiques, ont prouvé conftamment qu'ils étoient très-falutaires dans plufieurs affections cutanées, ou maladies

de la peau, dans les rhumatifmes &
gouttes fciatiques, dans les maladies
des nerfs, la crampe, la goutte, les
mouvemens convulfifs caufés par l'irritation des parties nerveufes, les en-
gourdiffemens, &c.

La vertu de ces eaux étant parfai- ^{Agrémens de}
tement conftatée, les Bourguemaîtres ^{cet endroit.}
& Magiftrat de la ville de Liège, pleins
de zéle & d'amour pour le bien public,
ont embelli ce Vallon d'une belle fon-
taine, qui fournit continuellement les
eaux à ceux qui en font ufage pour
la boiffon. D'un autre côté, les États
de ce Pays, également attentifs à tout
ce qui peut contribuer au bonheur des
Citoyens, & à rendre ces eaux plus
célebres, ont fait couper à grands fraix
dans des montagnes un chemin, qui
conduit de la Ville à Chaufontaine,
endroit auparavant impraticable, furtout pour les Voitures. Tous ces avantages, & les bons effets de ces eaux,
ont engagé plufieurs particuliers à y
conftruire de très-belles Hôtelleries;
d'autres ont fait bâtir aux environs de
très-belles maifons de campagne, &
l'on voit journellement l'art d'accord
avec la nature, embellir ce féjour, &
offrir à chaque pas les tableaux les plus
finguliers & les plus variés.

Le refervoir des eaux thermales a
été conftruit avec tant de foin & de

précaution, qu'il est impénétrable aux eaux étrangéres capables d'alterer la qualité de celles de sa source ; elle est si abondante, qu'au moyen de quatre grosses Pompes qu'une machine très-curieuse met en mouvement par le secours de l'eau de la Riviere de *Vesdre*, elle fournit à toute heure à 50 bains, l'eau qu'on peut renouveller quand on veut.

La propreté de ces Bains, les attentions des personnes qui y sont employées, la rétribution modique qu'on en tire, l'abondance de toute sorte de denrées, de très-bonnes tables d'hôte à très-bas prix, la commodité des Voitures par terre & par eau qui y vont journellement, la varieté des Jardins & des promenades, la bonne compagnie qu'on y trouve ordinairement, tous ces avantages, en rendant ce séjour très-agréable, ne contribuent pas peu au rétablissement de la santé.

Au reste, on trouve par des Observations très-exactes, que ces Eaux, qui étoient très-balneables avant les derniers tremblemens de terre, ont acquis de nouveaux degrés de chaleur. Nous laissons aux Physiciens le soin d'expliquer ce Phénomene & cette heureuse révolution.

F I N.

TABLE
DES
MATIERES
PRINCIPALES
Contenues dans cet Ouvrage.

A.

Fin de la Table.